普通高等职业教育"十三五"规划教材
21世纪高职高专规划教材

中药学实用知识与技能

刘　静　张嘉杨　廖　红　主编

中国石化出版社

内 容 提 要

《中药学实用知识与技能》是21世纪高职高专规划教材，内容与药学、药品经营与管理、药学服务技术、中药调剂技术的培养目标相一致，主要介绍了药学服务的知识与技能、中药调剂基本知识与技能、中药采购与贮存养护技术、中药合理应用基础知识以及中药不良反应等内容。

　　《中药学实用知识与技能》既可以作为教学、辅修，也可以作为药学相关专业职业技能考试的参考教材。

图书在版编目(CIP)数据

中药学实用知识与技能／刘静，张嘉杨，廖红主编.
—北京：中国石化出版社，2018.8
　普通高等职业教育"十三五"规划教材　21世纪高职
高专规划教材
　ISBN 978-7-5114-5009-8

　Ⅰ.①中…　Ⅱ.①刘…　②张…　③廖…　Ⅲ.①中药学-
高等职业教育-教材　Ⅳ.①R28

中国版本图书馆 CIP 数据核字(2018)第 199290 号

中国石化出版社出版发行

地址：北京市朝阳区吉市口路 9 号
邮编：100020　电话：(010)59964500
发行部电话：(010)59964526
http：//www.sinopec-press.com
E-mail：press@ sinopec.com
北京富泰印刷有限责任公司印刷
全国各地新华书店经销

*

710×1000 毫米 16 开本 11 印张 191 千字
2018 年 9 月第 1 版　2018 年 9 月第 1 次印刷
定价：38.00 元

编委会

主　编　刘　静　张嘉杨　廖　红

编　者　刘　静(重庆能源职业学院)

　　　　张嘉杨(重庆能源职业学院)

　　　　况云俊(云南健之佳健康连锁店

　　　　　　　股份有限公司重庆公司)

　　　　高　瑜(重庆万和连锁有限公司大石坝一店)

　　　　韩　学(云南健之佳健康连锁店

　　　　　　　股份有限公司重庆公司)

　　　　廖　红(重庆能源职业学院)

前　言

　　《中药学实用知识与技能》是21世纪高职高专规划教材，本书的编写遵循高等职业教育药学、药品经营与管理等相关专业人才培养目标和职业技能鉴定考核标准，知识层面涵盖了"中药学""药学服务与管理""中药调剂学""中成药学""临症医学"等多学科领域的专业内容，知识点丰富，知识结构完整，内容精炼，符合职业教育"理论够用"的教学要求。此外，本书编写过程中参照最新职业鉴定尤其是执业药师(士)的考试大纲，使知识点与职业技能紧密结合在一起，强化了本书的实用性。

　　本教材共六章，内容包括：药学服务与咨询；中药调剂的基本知识与操作技能；中药的采购与贮藏、养护；中药的合理应用；特殊人群的中药应用；中药的不良反应。

　　本教材主编刘静，重庆能源学院教师，从事中医、中药学教学工作多年，教学经验丰富；主编张嘉杨，重庆能源学院副教授，具有丰富的实践教学经验；主编廖红，重庆能源学院教师，从事药学、中药学教学工作，职业中药师、高级营养师。此外，在本教材的编写过程中，云南健之佳健康连锁店股份有限公司重庆公司总经理韩学，云南健之佳健康连锁店股份有限公司重庆公司经理况云俊，重庆万和连锁有限公司大石坝一店坐诊医师高瑜等提出了宝贵的建议和意见，对本教材内容完善提供极大支持，在此表示由衷的感谢！最后感谢中国石化出版社给予的大力支持，以及编辑老师在稿件整理过程中提出的宝贵建议。

　　鉴于编者水平有限，教材中难免有不当和疏漏之处，恳请各位专家、读者给予批评指正，以待我们能不断修订完善，更好地满足教学实践的需要。（E-mail：yfx. lj@ 163. com）

目　录

第一章 药学服务与咨询

第一节 药学服务概述

现代药学的发展历程主要经历了三个阶段，即传统的药品供应为中心的阶段；参与临床用药实践，促进合理用药为主的临床药学阶段；更高层次的以患者为中心，改善患者生命质量的药学服务阶段。药学服务的变化反映了现代医药学服务模式和健康理念，体现"以人为本"的宗旨，是时代进步赋予药师的使命，同时也是科学发展和药学技术进步的结果。

一、药师与药学服务职业道德

（一）药师的概念

药师是指依法经过资格认定，并在国家食品药品监督管理局注册或登记的药学技术人员，包括执业药师、从业药师、职称药师。

（二）药学服务领域的道德责任

1. 药品流通领域的道德责任

（1）树立正确的经营道德观：首先是为人民服务，其次是按照《药品管理法》和有关药政法规办事，三是正确处理社会效益和经济效益的关系。

（2）采购供应的道德要求：确保药品质量是采购供应的灵魂与核心；要及时准确、廉洁奉公。

（3）安全储运的道德要求：严谨准确、安全迅速、文明装卸、认真负责。

（4）药品销售服务中的道德要求：认真负责、主动热情、服务周到、实事求是、讲究信誉、依法销售。

（5）药品广告宣传中的道德责任：坚持实事求是、严肃认真和对国家、社会、患者负责的态度，准确传播药品信息。

2. 药品调剂配发中的道德责任

保证患者用药过程安全、有效、经济是调剂配发人员的基本工作责任。

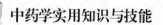

处方调剂和药品销售中，还要求做到严肃、认真、负责，给患者提供合理用药的正确指导，收集药品不良反应信息。

二、药学服务与咨询

(一)药学服务的内涵

药学服务(Pharmaceutical Care，简称PC)是1990年由美国学者提出并倡导的，其含义是药师应用药学专业知识和工具，向社会公众(包括医药护人员、患者及其家属、其他关心用药的群体等)提供直接的、负责任的、与药物应用有关的服务，以提高药物治疗的安全性、有效性、经济性和适应性，实现合理用药，改善和提高人类生活质量。

(二)药学服务的对象

药学服务的对象为社会公众，包括医药护人员、患者及其家属、其他关心用药的群体等，范围广，但其服务的核心是患者。

(三)药学服务的目的

其目的是提供安全、有效、经济的治疗药物和提高服务的水准。

(四)药学服务的内容

其内容主要有临床药学服务和社区药学服务两个方面。具体包含：处方调剂、参与临床药物治疗、治疗药物监测(TDM)、药物利用研究和评价、药品不良反应监测和报告、药学信息服务和参与健康教育等。

第二节　药学服务礼仪及沟通技巧

一、药学服务的礼仪

(一)药学服务人员的一般礼仪要求

1. 精神饱满

只有热心本职工作，正确认识和理解本行业工作的意义，不断提高和增强专业水平，才能在工作中时刻保持精神饱满这种良好的精神状态。这是药学服务人员应具备的最基本的素质。

2. 热情耐心

药学服务人员必须以热情耐心的态度接待服务对象，尤其当服务对象比较挑剔或有较多困难的时候，务必注意保持耐心、冷静。

3. 体态标准

无论是行走、站立还是坐着，药学服务人员都应按照体态的标准严格要求自己。

(二) 药学服务人员的仪容和服饰规范

药学服务人员不可化浓妆、喷浓烈的香水，还应避免过多和较大的首饰。一般应有统一的、简洁大方的服务制服。

(三) 药学服务人员的仪态规范

待客接物落落大方，顾客进门 2m 以内必须主动问候，使用礼貌用语，面带微笑，语调平和，举止庄重大方，不卑不亢。

正确的站立姿势：不拱背弯腰，不前挺后撅，既要站直又要放松；不要以单腿的重量支撑着身体，这样短暂的舒适感只会带来反效果；一定要穿合脚的鞋子，尽量不穿高跟鞋上岗；双手可放于身体两侧也可于身前交叉放置。

(四) 药学服务中常用待客接物规范

1. 握手

握手的顺序：遵循"尊者决定"的原则。在长辈与晚辈、上级与下级之间，应是前者先伸手；在男士与女士之间，应是女士先伸手；在主宾之间，应主人先伸手，客人再伸手相握。但客人辞行时，应是客人先伸手，主人才能握手告别；在平辈朋友之间，谁先伸手，谁有礼，当别人不按惯例已经伸出手时，应立即回握，拒绝握手是不礼貌的。

握手的方法：双方在介绍之后，互致问候时，待走到约一步左右的距离，双方自然伸出右手，手掌略向前下方伸直，拇指与手掌分开并前指，其余四指自然并拢，用手掌和五指与对方相握并上下摇动。握手时应注意上身略向前倾并面带微笑，正视对方眼睛以示尊重；左手应当空着，并贴着大腿外侧自然下垂，以示专一，用力适当，不能过轻或过重；边握手边致意，如说："您好!""见到您很高兴!"等。握手的时间不宜过短过长，一般以 3~5s 为宜；男性与女性握手时，男方只须轻握一下女方的四指即可。

2. 鞠躬

立正站好，保持身体端正，距受礼者约二、三步。

鞠躬时双手放在身体两侧或在体前搭好(右手搭在左手上)，面带微笑，以腰部为轴，头肩、上身顺势向前倾斜 15°~90°，前倾幅度越大表示对受礼者越尊敬，目光随身体向下，同时问候"您好""欢迎您光临"等。

鞠躬礼节起身时，双目应有礼貌地注视对方。

鞠躬礼前应先将帽子摘下再施礼，口里不得吃东西或抽烟。通常，受礼者应以与施礼者的上体前倾幅度大致相同的鞠躬还礼，但上级或长者还礼时，不必以鞠躬还礼，可以欠身点头或握手还礼。

3. 递物与接物

1）递接名片

递送名片时，应面带微笑，正视对方，将名片的正面朝着对方，恭敬地用双手的拇指和食指分别捏住名片上端的两角送到对方胸前。如坐着，应起身或欠身递送，同时说"我叫某某，这是我的名片，请多关照"之类的客气话。接名片时，应起身或欠身，面带微笑，用双手的拇指和食指接住名片的下方两角，并轻声说"谢谢"或"久仰大名"等，接过名片后，应十分郑重地把名片读一遍，不懂之处可当即请教，随后将对方的名片放入自己的名片盒，千万不能随手一放。

2）递接其他物品

递交任何物品时都应恭恭敬敬地双手递上。若递笔、剪刀之类尖硬物品时，需将尖头朝向自己，而不能指向对方。接受物品时，一般情况下，凡是对方双手递过来的物品，都应双手接过，同时点头致意或道谢。

二、药学服务应掌握沟通技巧

（一）谈话技巧

（1）相互尊重，平等交流；

（2）对待患者要亲切、热情；

（3）善于利用语言的心理治疗作用。

（二）学会聆听

药师冷静耐心地聆听患者的陈述，要表现出应有的同理心。和患者沟通时，药师可站在或坐在患者身旁，保持适当距离，避免分散注意力的小动作。同时应注意，在交谈过程中不要轻易打断患者谈话内容或强行改变话题，可适时回应，将话题引向预定方向，顺利转换发言者和倾听者的角色，达到有效沟通的目的。

（三）非语言沟通技巧

非语言沟通包括通过面部表情、肢体语言，甚至着装进行信息交流等。

三、投诉的应对

（一）投诉的类型

投诉的类型主要集中在以下几个方面：服务态度和质量、药品数量、药品质量、退药、用药后发生严重不良反应、价格异议。

（二）投诉的处理

（1）选择合适的地点。接待患者的地点宜选择办公室、会议室等场所，不要在店堂内、大庭广众下。

（2）选择合适的人员。不宜由当事人来接待患者，一般由负责人或者年纪大、善于沟通的人来做投诉处理。

（3）接待时的举止行为要注意尊重、微笑、举止大方、行为端庄。

（4）适当的方式和语言。要通过适当的语言使患者站在医院、药店或药师的立场上，理解、体谅服务工作，换位思考的方式可使双方在一个共同的基础上达成谅解。

（5）证据原则。在工作中应注意保存有形的证据，如处方、清单、病历、药历等相关信息，确凿的证据有利于处理好患者的投诉。

第三节　正确使用药品说明书

一、药品说明书概述

说明书是指导怎样使用药物的依据之一，具有法律效力。在使用药物之前正正确解读说明书是安全合理用药的前提。我国《药品管理法》规定，药品包装盒内必须有说明书，进口药必须有中英文对照的说明书。药品说明书必须注明药品名称、主要成分、适用证或功能主治、用法用量、不良反应、禁忌证、注意事项、规格、有效期、贮存要求、批准文号以及生产企业地址、电话等信息。一般药品说明书有两种形式，一种是直接印制在药品包装盒或瓶签上；另一种是单独印制附于包装盒内。

二、药品说明书相关信息解读

(一) 药品名称

药品名称包括通用名、商品名、化学名等。

通用名是经国家相关部门批准载入国家正式药品标准的药品法定名称，即国际非专利名称，指在全世界都可通用的名称，在一定程度上可以反映出药物的主要化学成分，如对乙酰氨基酚，具有强制性和约束性。若药物制剂中含有两种以上成分、各药名不能全部简缩时，则在能简缩的名称前加"复方"二字，如复方氨酚烷胺。

商品名是药品生产厂商自行确定，经药品监督管理部门核准的由特定企业使用的某药品专用的名称，具有专有性，不得仿用。在一个通用名下，由于生产厂家的不同，可有多个商品名称，如感康、感叹号。商品名在商品经济环境下已不仅是一种产品区别于其他产品的符号，还具有参与市场竞争的特殊功能。有些药品的商品名就是商标名，是药品生产或经营企业为了树立自己的形象和品牌，给自己企业的产品注册的商标名，如芬必得。为用药安全，卫生部规定，自 2007 年 5 月 1 日开始，医生在开具处方时必须使用药品通用名。

(二) 主要成分

药品有单一成分和复方成分。西药以单方居多，其主要成分在大多数情况下与通用名相同。中成药则复方产品居多，如感冒清的主要成分为板蓝根、岗梅根、穿心莲、盐酸吗啉胍等。

(三) 适应症或功能主治

适应症也称为作用与用途，是指某一药物主要适宜于哪些病症的治疗。适应症乃是厂商所推荐的临床应用情况，由发证单位审查相关资料核准后才得以刊载的内容，缺乏充分文献作证的功能不应刊登于适应证栏。适应症一般列出该药能够治疗的病症或是疾病类别，如感染性疾病、植物神经功能紊乱等。此项在中成药的说明书中用"功能主治"表示。

(四) 用法

用法通常是指给药的次数、间隔时间及给药途径等。给药途径主要包含口服、含服、肌内注射、静脉注射、皮下注射和外用、喷雾、肛用等。药品的用法都是经过很多科学研究得到的实际数据而确定的，所以一定要严格按照用法服用。注意以下几个概念，有助于正确理解有关用法的说明。

1. 服药间隔

应严格按照说明书上的标明服用，如：每天 1 次、2 次或 3 次等。每天 3 次：表示每 8h 服药 1 次；每天 2 次：表示每 12h 服 1 次。必须严格按要求按时服用，这样可避免药物在血液中的浓度出现较大波动，获得最佳的治疗效果和减少药物的不良反应。每天 1 次：服药时间根据具体病情而定。如高血压患者的血压通常在上午开始上升较明显，后半夜到早晨比较低，所以上午服降压药比较好。

2. 饭前或饭后服用

药品是饭前还是饭后服用主要考虑如下几点：

（1）药物的用途。如果是治疗消化系统疾病的应该在饭前或空腹时服用，可以直接与胃粘膜接触，利于吸收。

（2）药物的化学性质。如果药物是碱性，遇到胃酸可能降低药物作用，这样的药物应该在饭后服用。

（3）对胃的刺激性。对胃黏膜有刺激的药物都应该在饭后服用。

3. 掰开服

随着药物制剂学的不断发展，临床上出现了很多新的剂型，如缓控制剂。这些剂型的药物不能掰开服用，因为此类剂型的药有一个完整特殊结构，只有在此结构完整时药物才能起缓释、控释作用。一旦掰开破坏特殊结构，使药物的释放速度达不到缓慢释放和控制释放的效果。肠溶片也不能掰开服。

4. 忌口

服药时最好用白开水送服，不能用茶、牛奶、酒及某些饮料(葡萄汁、柚汁)来送服药品。因为茶、牛奶、酒及某些饮料可能与药物在胃肠道内或血液中发生化学或物理反应，影响体内药物代谢酶的正常功能，从而使药物疗效降低或毒性增加，使药物治疗达不到应有的效果。服药时一定要注意忌口，比如牛奶中含钙，与四环素类药物同服可使其发生反应，降低疗效。

（五）用量

用量通常注明每次几片，每天几次。有时标明的是每次多少毫克（克）或每日多少克（毫克），分几次服，这时就要根据药品的规格计算出药粒（片、包、支）数。药物用量应根据年龄不同而区别，说明书上的用量大都为成人剂量，一般 18 岁以上使用成人剂量，60 岁以上老人通常用成人剂量的 3/4，小儿用药量比成人的小，可根据年龄按成人剂量折算，也可按体重或按体表面积计算用药量。

注意用量可使药物在血液中或组织部位达到治疗疾病有效的浓度，又不至于引起不良反应。特别要重视的是老年人和儿童，因为其生理病理状态与成人大不相同，药物的用量要有相应的减量。

要清楚用量，首先应知道规格，药品规格是指单位制剂（如每片、每包或每支）内含有效成分的量，如安乃近每片为 0.5g，复方制剂有的只标主要成分，如复方阿司匹林（APC 片）只标明含阿司匹林等 0.42g；有的则标明所有成分含量，如维生素 C 片，其规格为 100mg×100 粒，表示每粒药物中含维生素 C100mg，这瓶总共有 100 粒药物。药物用量常注明一天几次，每次多少量。如：每天 3 次，每次 5mg，如果规格为每片 20mg，那么每次用量为 1/4 片，每天 3 次，一天的总用量为 3/4 片。如果规格为 2.5mg，则每次用量为 2 片，一天总用量为 6 片。

（六）不良反应

药品不良反应是指合格药品在正常用法用量的情况下，出现对人体有害或意外的反应。

读药品说明书时应重视药品的不良反应。药品说明书上所列的不良反应不是每个人都会发生，出现药品不良反应与很多因素有关，如身体状况、年龄、遗传因素、饮酒等。正常情况下药品生产企业会把可能发生的药品不良反应都写在说明书上，哪怕很少见的情况也不例外，真正没有不良反应的药品为零。

（七）药物的相互作用

患者在就诊时医生常会开几种药，特别是多病老人，可能看过几个科的医生，每科的医生都会开出相应的药物，但患者取药后服用时很可能会出现一次将几种药同时服用的情况，这是不合理的。因为很多药物联合使用时会发生相互作用，有的相互作用是有益的，有的是有害的，有的是已知的，有的是未知的，联合后可能对患者的身体造成损害，使用时须特别注意，要遵医嘱，咨询药师，同时详细阅读好药品说明书。

（八）注意事项

注意事项主要是对服药和服药期间的相关要求，对自身疾病不利的地方，以及忌用的食品和药品。说明书上常列出慎用、忌用和禁用对象，要引起注意。

禁忌症与适应症是对立的，为不应使用此药之情况。"禁用"这是对用药的最严厉警告。禁用就是禁止使用。"慎用"提醒服药的人服用本药时要小心谨慎，不是说不能使用。"忌用"比"慎用"进了一步，已达到不适宜使用或应避免使用的程度。标明"忌用"的药，说明其不良反应比较明确，发生不良后果的可能性很大，但人有个体差异而不能一概而论，故用"忌用"一词以示警告。

(九) 有效期

有效期指该药品被批准的使用期限。有效期应当按照年、月、日的顺序标注，年份用四位数字表示，月、日用两位数表示。其具体标注格式为"有效期至××年××月"或者"有效期至××年××月××日"；也可以用数字和其他符号表示为"有效期至××.××."或者"有效期至××/××/××"等。

有效期若标注到日，应当为起算日期对应年月日的前一天，若标注到月，应当为起算月份对应年月的前一月。举例说明，例：某化学药品，有效期24个月，生产日期2006年6月1日，标签中有效期可表达为"有效期至2008年5月31日"或者"有效期至2008年5月"等形式。

(十) 药品贮存

贮藏项下的规定，系为避免污染和降解而对药品贮存与保管的基本要求，影响药品质量的因素主要包括空气、温度、湿度、明暗、时间等。需要避光或冷藏的药品，一般会在此处说明贮存要求。

贮藏通常以下列名称术语表示："避光"系指用不透光的容器包装，例如棕色容器或黑纸包裹的无色透明、半透明容器；"密闭"系指将容器密闭，以防止尘土或异物进入；"密封"系指将容器密封以防止风化、吸潮、挥发或异物进入；"熔封或严封"系指将容器熔封或用适宜的材料严封，以防止空气与水分的侵入并防止污染；"阴凉处"系指不超过20℃；"凉暗处"系指避光并不超过20℃；"冷处"系指2~10℃，主要包括抗生素、生物制品、血液制品、脏器制品等；"常温"系指10~30℃。

三、正确阅读药品说明书

阅读说明书时应该注意：
(1) 重点阅读：药品的名称及主要成分、适应症、用法用量注意事项；
(2) 谨慎阅读：药物不良反应、孕妇及哺乳期妇女用药及药物相互作用；
(3) 专业咨询：药理毒理、药代动力学；
(4) 一般浏览：有效期、贮藏、性状、批准文号。

第四节　常见病用药指导

一、感冒的用药指导

(一) 感冒基本知识

急性上呼吸道感染(感冒)是鼻、鼻咽和咽喉部急性炎症的总称。感染源：主要是病毒，少数由细菌感染引发。根据感染病毒种类不同分为：普通感冒(俗称伤风)和流行性感冒。

(二) 常用抗感冒药组方

抗感冒药多为复方制剂，以对症组方原则。

(1) 解热镇痛药：针对感冒的发热和疼痛症状而应用。

常用的药物有：对乙酰氨基酚(有较强解热作用，镇痛较弱，但无明显抗炎作用。不良反应：治疗量不良反应很少，对胃刺激性较小，偶见皮疹，荨麻疹，药热，粒细胞减少等过敏反应，过量可致肝损害)；阿司匹林(有较强的解热镇痛和抗炎作用。不良反应：胃肠道反应．凝血障碍、过敏反应、水杨酸反应、瑞夷综合症)；布洛芬(有较强的解热镇痛和抗炎作用。不良反应：胃肠道反应较轻，偶见头痛，眩晕和视物模糊，哮喘患者慎用)。

(2) 鼻黏膜血管收缩药。伪麻黄碱：收缩鼻黏膜血管，减轻鼻充血症状，从而达到解决感冒鼻塞问题。

(3) 抗过敏药：常有扑尔敏、苯海拉明等。

(4) 中枢兴奋药：咖啡因。

(5) 抗病毒药：如盐酸金刚烷胺、病毒灵等。

(三) 感冒选药原则

感冒药要结合感冒的症状、进程和感冒药的组方进行选择。

(1) 感冒早期：起病 1~2d。症状见喷嚏、鼻塞、鼻流清涕、咽痒、鼻咽部不适、身冷、轻度恶寒或恶风。重点是抗过敏，应服用含有抗过敏药物的感冒药为主，如新康泰克(美扑伪麻片)。

(2) 发作期：起病后 2~4d。症见发热、恶寒、体温升高；咽痛、头痛、全身关节或肌肉酸痛；轻度咳嗽、咯出白痰。针对症状发热、恶寒、体温升高，咽痛、头痛，全身关节或肌肉酸痛可选用对乙酰氨基酚等解热镇痛药物；

轻度咳嗽，可选用含有右美沙芬等止咳成分的药物。

（3）感染期：除对症治疗外，还应使用抗生素或抗病毒药物治疗。胃肠型感冒，可加服藿香正气水（或丸、胶囊）。鼻炎型感冒（已确诊的各型鼻炎不属此例），宜加服治鼻炎的药物，如鼻炎康、鼻舒适片等。流行性感冒一般症状重，并发感染多，严重的可造成死亡。治疗流行性感冒则以清热解毒、抗病毒、抗感染为主。

（四）药学服务项目

（1）弄清感冒与抗菌药的关系。抗生素对各类病毒感染均无效，并发细菌感染，表现高烧不退、咽痛、咳嗽、咳痰等症状，往往才服用抗生素。

（2）鉴于感冒药成分复杂，要注意感冒药中各成分的不良反应及禁忌人群。

（3）注意感冒发热时用退热药的时机。温度高于38.5℃，才使用退烧药，低于38.5℃，让患者好好休息，多喝开水，补充维生素 C。

（4）把握就医的时机，感冒药连续服用不得超过7d，服用一周后症状未缓解，或者体温超过38.5℃持续3d或39.4℃以上的高热，痰带绿色或含血丝，吞咽极度困难等情况应去医院就医。

（5）大多感冒药成分相仿，不宜多种感冒药合用，避免因重复用药导致过量，加大不良反应。

（五）生活指导

感冒期间注意休息，多饮白开水、橙汁水或热姜糖水，并避免过度疲劳和受凉。平时应多到室外活动，增强身体的御寒能力，依据气候变化增减衣服，常开窗户，注意室内通风和清洁，勤晒被褥。流感流行期间，室内可用文火慢熬食醋，熏蒸2h，隔日1次，进行空气消毒。常做深呼吸换气。为有效预防感冒应经常洗手，特别在寒冷的冬季更要如此，并避免与患感冒的人接触。

二、咽炎的用药指导

（一）咽炎基本知识

咽炎是由于细菌或病毒等病原微生物对咽部的感染，也可由感冒、失眠、疲乏等导致抵抗力降低引起潜伏的条件致病菌繁殖，使咽部感染，出现红肿、充血、发干和疼痛等症状。依据病程的长短和病理改变性质的不同，分为急性咽炎和慢性咽炎两大类。

（二）治疗

早发现、早预防、早治疗。急性咽炎治疗应以抗病毒、抗菌为主。慢性咽炎一般不需要使用抗生素治疗，以消除致病因素，清除其他上呼吸道疾病病灶，增强机体免疫力为主。

（三）药学服务项目

（1）咽炎患者不可滥用抗生素治疗，只有在急性期有用药指征时，如有发热症状或通过血常规检查白细胞增多时才可选用恰当的抗生素治疗。慢性咽炎一般不需要使用抗生素治疗。

（2）注意咽喉炎用药的不良反应，一旦发现应立即停药。西地碘含片还有轻度刺激，偶见口干、胃部不适、头晕和耳鸣，碘过敏者禁用。

（3）度米芬、氯己定含漱剂等药物切勿与阴离子表面活性剂（如牙膏）同时使用。含漱剂中的成分多为消毒防腐药，含漱时不宜咽下或吞下。对幼儿、恶心、呕吐者暂时不宜含漱。要按说明书的要求稀释浓溶液。含漱后不宜马上饮水和进食，以保持口腔内药物浓度。

（4）溶菌酶片偶见过敏反应，有皮疹等表现。

（5）西瓜霜含片等中药含片中的成分复杂要注意特殊人群，如孕妇。

（6）正确使用口含片，含服时宜把药片置于舌根部，尽量贴近咽喉，含服的时间越长，疗效越好；含服时不宜咀嚼或吞咽药物，保持安静；含后30min内不宜进食或饮水；含后偶见有过敏反应，一旦发现应及时停药。

三、消化性溃疡的用药指导

（一）消化性溃疡基本知识

消化性溃疡指主要发生于胃和十二指肠球部的慢性溃疡，为胃溃疡和十二指肠溃疡总称，是一种多发病、常见病。病因主要有以下几点：幽门螺旋杆菌感染、滥用药物、精神因素、饮食无规律、嗜食零食、吸烟、饮酒、遗传、地理环境与气候以及其他慢性疾病的影响。

（二）临床表现

上腹部的疼痛或不适。这些疼痛或不适的发作有一定规律，被归纳为"三性"：即慢性、周期性和节律性。

其他症状有：

（1）常伴有反酸、嗳气、恶心、呕吐及其他消化不良症状等；

(2) 全身症状：可有失眠等神经官能症的表现，疼痛剧烈而影响进食者可有消瘦及贫血；

(3) 缓解期一般无明显体征。活动期胃溃疡压痛点常在中上腹或偏左；十二指肠溃疡者常在偏右；

并发症有：大出血；幽门梗阻；穿孔；癌变。

(三) 治疗

1. 治疗原则

消除症状，促进溃疡愈合；预防复发和避免并发症；整体与局部治疗相结合；长期、持续治疗；选效果好、价廉、使用方便药物；必要时手术治疗。

2. 治疗药物有

(1) 降低胃酸的药物包括抗酸药和抑酸药两类。抗酸药"无机弱碱"：碳酸氢钠、碳酸钙、铝碳酸镁、氢氧化铝、氢氧化镁、三硅酸镁等。一般制成复方制剂，有胃舒平、胃必治、达喜等。

抑酸药主要有 H_2 受体拮抗剂(代表药物有西咪替丁、雷尼替丁、法莫替丁)和质子泵抑制剂(代表药物有奥美拉唑、兰索拉唑、泮托拉唑、雷贝拉唑等)。

(2) 加强胃黏膜保护作用的主要药物有胶态次枸橼酸铋、枸橼酸铋钾、硫糖铝、米索前列醇等。

(3) HP 感染的治疗常用的抗菌药物有庆大霉素、阿莫西林、克拉霉素、四环素和甲硝唑等。单用疗效差。一般采用三联用药和四联用药。

(四) 药学服务项目

(1) 避免服用溃疡原性药物。包括水杨酸盐及 NSAIDS，如乙酰水杨酸、阿司匹林、吲哚美辛等；糖皮质激素，如醋酸泼尼松、醋酸地塞米松等。如因疾病需要必须服用上述药物，应尽量采用肠溶剂型或小剂量间断饭后服用。同时进行充分的抗酸治疗和加强黏膜保护，减少对胃的不良反应。

(2) 避免不合理配伍用药。抗胆碱药(如阿托品、颠茄片、山莨菪碱等)与胃动力药(如胃复安、吗丁啉及西沙必利等)不宜同时服用。黏膜保护药(如胶体铋剂、胃乐、德诺、胃得乐、硫酸铝等)与抗酸剂、中和胃酸药(如氢氧化铝、胃乐、胃舒平)或减少胃酸分泌的药物(如雷尼替丁、法莫替丁)不宜同服。

(3) 注意药物不良反应。雷尼替丁不良反应：白细胞减少，血清转氨酶增高，男性性功能障碍和乳房增大，精神异常等。奥美拉唑：若过量或长期服用，可使患者持续处于低胃酸状态。

（4）注意最佳给药时间。抗酸药物如碳酸氢钠、氢氧化铝凝胶、碳酸镁以及复合制剂如胃舒平、盖胃平、胃必治、胃得乐（其中主要成份为抗酸剂）等，在餐后 1~1.5h 服用。黏膜保护药如枸橼酸铋等宜在餐前 30min 和睡前服用。

（5）要坚持长期用药。

（五）生活指导

（1）生活要有规律，避免过劳或睡眠不足，对急性发作者，应卧床休息。

（2）克服不良情绪，保持乐观。

（3）宜进少渣、营养丰富、易消化食物，忌食坚硬、油煎类、辛辣、生冷食物，忌油及浓茶，少食多餐，胃胀者少食牛奶及豆制品。

（4）忌烟。长期吸烟会促使胃溃疡发生或加重。

（5）注意保暖，避免受寒，因寒冷常诱发疼痛。

四、急性胃肠炎的用药指导

（一）急性胃肠炎基本知识

急性胃肠炎是由多种不同原因，如细菌、病毒感染、毒素、化学品作用等引起的胃肠道急性、弥漫性炎症。大多数由于食入带有细菌或毒素的食物如变质、腐败、受污染的主副食品等引起。多发生在夏秋季节。沙门氏菌属是引起急性胃肠炎的主要病原菌。

（二）临床表现

主要症状有以下四点：

（1）有暴饮暴食或吃不洁腐败变质食物史。

（2）起病急、恶心、呕吐频繁，剧烈腹痛，频繁腹泻，多为水样便，可含有未消化食物，少量黏液，甚至血液等。由于频繁呕吐及腹泻，可出现脱水。

（3）常有发热、头痛、全身不适及程度不同的中毒症状。

（4）呕吐、腹泻严重者，可有脱水、酸中毒，甚至休克等。

（三）治疗

1. 治疗原则

明确诊断，消除病因，对症治疗，谨慎使用止泻止痛药，防止出现脱水、电解质紊乱状况。

2. **治疗方法**

根据病情的轻重缓急、症状进行治疗。

(1) 病情较轻的病人常不需要特殊治疗，一般可在 1~2d 内自愈。注意多卧床休息，饮食要容易消化，如细面条、稀饭、发面馒头等，禁食生硬、辛辣饮食。

(2) 中、重度的病人由于严重的呕吐和腹泻，可使胃肠道丢失大量液体，出现水及电解质平衡紊乱，如等渗或高渗性脱水、代谢性酸中毒及低钾血症，并出现全身中毒症状，所以应适当补充水分及电解质，如口服葡萄糖—电解质液以补充体液的丢失。

(3) 对症处理：若发热，可用解热镇痛药退热。若腹痛剧烈，可用解痉药：如阿托品或颠茄浸膏止痛。选用蒙脱石散止泻。

(4) 如为感染性腹泻还需应用抗菌药物治疗。常用的抗菌药物有盐酸小檗碱、氟哌酸等。

(四) 常用药物种类

(1) 止泻药主要有：易蒙停胶囊(又名苯丁哌胺)、止泻宁(又名苯乙哌啶)、地芬诺酯、蒙脱石散剂、鞣酸蛋白片剂。

(2) 解痉药：山莨菪碱、颠茄、阿托品等。

(3) 抗菌药：盐酸小檗碱抗菌谱较广，对大肠杆菌有较强的杀灭作用。适用于肠道细菌感染，对因食物不洁引起的急性胃肠炎初期及轻症患者疗效显著；诺氟沙星又名氟哌酸，抗菌谱广，抗菌作用强，对肠道细菌感染有显著疗效。儿童、哺乳期妇女忌用，肾功能减退者慎用。

(五) 药学服务项目

(1) 由细菌感染而引起的腹泻有促进毒素排出的作用，故止泻药应慎用。

(2) 长期或剧烈腹泻时，体内水、盐的代谢发生紊乱，常见的为脱水症和钠、钾代谢的紊乱，严重者可危及生命。因此，在针对病因治疗的同时，还应及时补充水和电解质，以调整不平衡状态。

(3) 腹泻时由于排出大量水分，可导致全身血容量下降，血液黏稠度增加和流动缓慢，使脑血液循环恶化，诱发脑动脉闭塞、脑血流不足、脑梗死，也应给予关注。

(4) 盐酸小檗碱(黄连素)不宜与鞣酸蛋白合用。鞣酸蛋白大量服用可能会引起便秘，也不宜与铁剂同服。

（5）感染性腹泻应用抗生素进行治疗，防止菌群失调，可以使用微生态制剂帮助恢复菌群的平衡。微生态制剂多为活菌制剂，不宜与抗生素、药用炭、黄连素和鞣酸蛋白同时应用，以避免效价的降低。如需合用，至少也应间隔3h。

（6）药用炭禁用于3岁以下儿童，也不宜与维生素、抗生素、生物碱、乳酶生及各种消化酶同时服用。

（六）生活指导

（1）多卧床休息，注意腹部保暖。

（2）急性期病情较重，静脉输液以补充水分和电解质。病情较轻的患者，可饮糖盐水，补充水和盐，纠正水盐代谢紊乱。

（3）病情缓解后的恢复期，首先试食流质饮食，尽量少用产气及含脂肪多的食物，如牛奶及奶制品、蔗糖、过甜食物以及肉类。

五、高血压的用药指导

（一）高血压病基本知识

高血压标准：收缩压≥140mmHg(18.9kPa)或舒张压≥90mmHg(12.6kPa)。分为原发性高血压(即高血压病)和继发性高血压(即高血压症)两大类。

（二）高血压的分期、分级

高血压的分期、分级，如表1-1所示。

表1-1　高血压的分期、分级

类　　别	收缩压/mmHg	舒张压/mmHg
正常血压	< 120	< 80
正常高值	120~139	80~89
高血压	≥140	≥90
1级高血压(轻度)	140~159	90~99
2级高血压(中度)	160~179	100~109
3级高血压(重度)	≥180	≥110
单纯收缩期高血压	≥140	< 90

（三）临床表现及并发症

（1）一般症状早期高血压病人可表现头晕、耳鸣、心悸、眼花、注意力不集中、记忆力减退、手脚麻木、疲乏无力、易烦躁等症状。大多数人早期并无症状。

（2）并发症如图 1-1 所示。

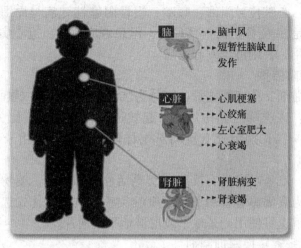

图 1-1 高血压的并发症

（四）治疗

1. 治疗原则

明确诊断，及时治疗，长期治疗，保护心、脑、肾、血管等靶器官，防止并发症，减少心血管病突发事件的发生，提高高血压患者生存质量。非药物治疗与药物治疗并举，注重个体化治疗。

2. 治疗药物

目前常用以下五类降压药物：

1）利尿剂

利尿剂包括噻嗪类、袢利尿剂、保钾利尿剂三类。噻嗪类利尿剂主要用于轻中度高血压，尤其在老年人高血压，合并心力衰竭时降压效果明显。其不良反应是低血钾及影响血糖、血脂和血尿酸代谢。小剂量可以避免这些不良反应，故推荐使用小剂量。保钾利尿剂引起血钾升高，不宜与 ACEI（血管紧张素转酶抑制剂）合用。

2）β-受体阻滞剂

它分为选择性 β-受体阻滞剂、非选择性 β-受体阻滞剂以及兼有 α-受体阻滞作用的 β-受体阻滞剂三类。通过抑制中枢和周围的 RAAS（肾素-血管紧张素-醛固醇系统），以及血液动力学自动调节起降压作用。作用强，起效迅速，作用持续时间有差异。适用于不同程度的高血压，尤其在静息时心率较快（>80 次/min）的中、青年患者或合并心绞痛时。降压治疗时宜选用选择性

β-受体阻滞剂或兼有 α-受体阻滞作用的 β-受体阻滞剂。

注意事项：心脏传导阻滞、哮喘、慢性阻塞性肺病与周围血管病患者禁用。糖尿病不是 β-受体阻滞剂禁忌症，但患者应慎用。冠心病患者长期应用后不能突然停用，否则可诱发心绞痛。

3）钙通道阻滞剂

钙通道阻滞剂又称钙拮抗剂，可分为二氢吡啶类和非二氢吡啶类。

作用特点：该类降压药作用强，起效迅速，量效成正比关系，对血糖、血脂代谢无影响，长期治疗有抗动脉粥样硬化作用，可用于各种程度的高血压。

注意事项：二氢吡啶类有反射性交感活性增强作用。窦房结病变、心脏传导阻滞和心力衰竭患者禁用非二氢吡啶类钙拮抗剂。优先选择使用长效制剂，一般情况下也可使用硝苯地平或尼群地平普通片。

4）血管紧张素转换酶抑制剂

该剂主要可抑制周围和组织的 ACEI，使血管紧张素 Ⅱ 生成减少；同时抑制激肽酶使缓激肽降解减少，从而达到降压效果。

特点：降压作用起效缓慢，逐渐加强。低钠或联合使用利尿剂使降压作用增强。

适用：高血压合并糖尿病、肥胖，或合并心脏功能不全、肾脏损害有蛋白尿的患者。主要不良反应：干咳和血管性水肿。妊娠、肾动脉狭窄、高血钾症、肾功能衰竭(血肌酐>265μmol/L 或 3mg/dL)患者禁用。

5）血管紧张素 Ⅱ 受体拮抗剂

该剂主要用于阻滞组织的血管紧张素 Ⅱ 受体亚型 AT_1，更加充分地阻断血管紧张素 Ⅱ 的血管收缩和起到组织重构的作用。

特点：降压作用起效缓慢，但平稳而持久。低钠或联合使用利尿剂可增强降压作用，不良反应少，不发生干咳。适应症和禁忌症与 ACEI 相同。目前不仅是 ACEI 不良反应的替代药物，也是具有自身特点的降压药物。

（五）高血压药学服务项目

（1）轻度高血压患者，即舒张压少于 12.6~13.3kPa(95~100mmHg)，先采用非药物治疗 3~6 个月，如血压未能满意控制，开始应用降压药物治疗。但是已经有危险因素的轻型高血压，如冠心病，高血压遗传家族史，已有心、脑、肾器官损害及眼底病变，高脂血症，高尿酸血症，糖耐量异常等要马上应用降压药。

（2）轻中度患者应用降压药首先从一种药物、小剂量开始应用，为达到降压目的可逐渐增加剂量。

（3）抗高血压药联合应用的常用药形式有：①利尿药和 β-受体阻断剂；②利尿药和 *ACEI* 或 *ARB*（血管紧张素 II 受体阻滞剂）；③二氢吡啶类钙通道阻滞剂和 β-受体阻断剂；④钙通道阻滞剂和 ACEI 或 ARB；⑤钙通道阻滞剂和利尿剂；⑥α-受体阻断剂和 β-受体阻断剂。必要时也可用其他组合，包括中枢作用药如中枢 α-受体激动剂以及 ACEI 与 ARB。

（4）抗高血压药的选择要关注高血压并发症存在，因为有特定的药物既降压又能治疗这些并发症。

① 脑血管病：吲哒帕胺或培哚普利加吲哒帕胺长期治疗脑血管病患者是有益的，可减少脑卒中再发危险。

② 冠心病：稳定性心绞痛时首选 β-受体阻断剂或长效 *CCB*（钙通道阻滞剂）或 *ACEI*；急性冠脉综合征时选用 β-受体阻断剂和 ACEI；心梗后患者用 ACEI、β-受体阻断剂和醛固酮受体拮抗剂。

③ 高血压合并心力衰竭：ACEI 和 β-受体阻断剂。症状较重的将 ACEI、β-受体阻断剂、ARB 和醛固酮受体拮抗剂与祥利尿药合用。

④ 高血压合并糖尿病：ACEI 或 ARB，二者为治疗糖尿病高血压的一线药物；利尿药、β-受体阻断剂、CCB 可作为二线药物。

⑤ 慢性肾病：首选 ACEI/ARB，常与小剂量利尿药、β-受体阻断剂联合应用。

（5）在服用降压药的过程中必须配合做好非药物治疗，如：限盐、减肥、戒烟酒、运动、松弛疗法、以及合理膳食。

六、糖尿病的用药指导

（一）糖尿病基本知识

糖尿病是一组由于胰岛素分泌缺陷及（或）生物学作用障碍所引起的以慢性高血糖为主要特征的代谢性疾病。分为 1 型糖尿病、2 型糖尿病、其他特殊型糖尿病、妊娠期糖尿病。

（二）临床典型症状

"三多一少"：多尿、多饮、多食、消瘦。

疲乏无力、中老年患者常伴有骨质疏松，表现为腰腿痛。有神经系统并发症者可出现肢体麻木，针刺样、烧灼样疼痛，皮肤瘙痒等。尚可表现有阳痿、便秘、顽固性腹泻、心悸、出汗、体位性低血压等。部分患者免疫力降低，易并发感染。

糖尿病急性并发症有酮症酸中毒、非酮症性高渗综合征、乳酸性酸中毒，其中酮症酸中毒是最常见的急性并发症，延误诊断或治疗可导致死亡。慢性并发症表现为足病变、眼部病变、心肾血管脏器病变等。

（三）糖尿病诊断标准

（1）有糖尿病典型症状，并且一天当中任意时候血浆葡萄糖浓度≥200mg/dL（11.1mmol/L）。

（2）空腹至少8h后，血浆葡萄糖浓度≥126mg/dL（7.0mmol/L）。

（3）OGTT2h的血浆葡萄糖浓度≥200mg/dL（11.1mmol/L）。

（四）药物治疗

1. 治疗常用药物

（1）双胍类药物，代表药物：二甲双胍、苯乙双胍（降糖灵）。

（2）磺脲类药物，代表药物：格列本脲、格列齐特、格列吡嗪等。

（3）α-葡萄糖苷酶抑制剂，代表药物：阿卡波糖片、伏格列波糖片等。

（4）噻唑烷二酮类药物，代表药物：盐酸曲格列酮（因安全性问题已撤出市场）、马来酸罗格列酮、盐酸吡格列酮等。

（5）非磺脲类促胰岛素分泌剂，代表药物：瑞格列奈、那格列奈、米格列奈等；

（6）胰岛素（注射剂），包括短效胰岛素、中长效胰岛素注射剂、胰岛素类似物、预混胰岛素等。

2. 治疗糖尿病药物的选用

（1）注射胰岛素：1型糖尿病。

（2）对2型肥胖型糖尿病患者经饮食和运动治疗尚未达标者，尤其是伴高脂血症、高三酰甘油酯血症、高密度脂蛋白水平低者可首选二甲双胍。

（3）单纯的餐后血糖高，而空腹和餐前血糖不高，则首选α-糖苷酶抑制剂。如餐后血糖升高为主，伴餐前血糖轻度升高，应首选胰岛素增敏剂；如空腹、餐前血糖高，不管是否有餐后血糖高，都应考虑用磺酰脲类、双胍类或胰岛素增敏剂。对2型糖尿病在餐后出现高血糖者，或1型糖尿病患者与胰岛素联合应用，以控制餐后血糖，可选α-糖苷酶抑制剂阿卡波糖。

（4）对糖尿病合并肾病者可首选格列喹酮，其不影响肾脏功能。

（5）对于老年患者，因为对低血糖的耐受能力差，不宜选用长效、强力降糖药，而应选择服用方便、降糖效果温和的降糖药，如瑞格列奈（诺和龙）。对儿童患者，1型糖尿病用胰岛素治疗；2型糖尿病目前仅有二甲双胍被批准用于儿童。

（五）药学服务项目

（1）采用"精细降糖"策略，防止发生低血糖。

（2）注意各药的禁忌症和不良反应，尤其是降糖药可诱发低血糖和休克，补救措施：立即口服葡萄糖水和糖块、巧克力、甜点或静滴葡萄糖注射液。

（3）注意保护肝肾功能，糖尿病合并肝病时，宜服用糖苷酶抑制剂。

（4）注意各类降糖药的正确适宜服药时间。

（5）胰岛素冷处保存，注射胰岛素时应注意变换注射部位，两次注射点要间隔 2.0cm 以上。

七、骨质疏松症的用药指导

（一）骨质疏松症基本知识

骨质疏松症是以骨量的减少和骨组织显微结构退行性改变为特征，骨脆性增加，易发骨折的一种全身性骨代谢疾病。常发于绝经妇女、老年人；也见于一些运动损伤、炎症、代谢内分泌疾病的患者。分为原发性骨质疏松症（自然衰老过程中人体组织器官系统退行性改变在骨骼系统出现的症状，包括妇女绝经后骨质疏松和老年性骨质疏松症）、继发性骨质疏松（由于疾病或药物损害骨代谢所诱发的骨质疏松，如内分泌、结缔组织疾病、肾脏疾病、营养因素、胃肠道疾病，药物因素如肾上腺皮质激素、抗肿瘤药如甲氨蝶呤等、抗凝血药如肝素等、抗癫痫药如苯妥英钠等引起的骨质疏松）、特发性骨质疏松症（如遗传性骨质疏松症）等。

（二）易患骨质疏松症人群

（1）膳食结构不合理的人群，饮食中长期缺少钙、磷或维生素 D。

（2）停经或切除卵巢的妇女，因体内能保持骨质强度的一种激素——雌激素的分泌减弱。

（3）妊娠及哺乳期妇女会大量流失钙。

（4）活动量小，户外运动少的人群。

（5）大量和长期的饮酒、喝咖啡、吸烟。

（6）长期服用药物。

（三）骨质疏松三联症状

（1）腰背痛(持续性)、膝腿酸软、登楼、震动、负重都可引起疼痛加重。

（2）身高缩减、变矮、弓腰、驼背、体态变形。

（3）轻微外力便易发生病理性骨折，尤其发生在髋部、脊椎和桡骨下端最多(统称为骨质疏松三大骨折)。

（四）治疗

1. 治疗原则

治疗原则为延缓骨量丢失，增加骨量预防骨折发生。

2. 治疗方法

治疗方法有：①营养；②体育锻炼；③基础性药物治疗(钙和维生素 D)；④减弱破骨细胞活性的骨吸收抑制剂；⑤增加成骨细胞活性的骨形成刺激剂。

3. 骨质疏松症治疗药物的应用

（1）老年性骨质疏松症：可选择钙制剂、维生素 D 和一种骨吸收抑制剂(双膦酸盐尤其是阿仑膦酸钠)的"三联药物"治疗。

（2）妇女绝经后骨质疏松：在基础治疗即"钙制剂+维生素 D"的基础上，联合雌激素或选择性雌激素受体调节剂治疗，又称激素替代治疗。

（3）原发或继发性骨质疏松：继发性骨质疏松具有特定的原因，尤其应注意原发性甲状腺功能亢进、甲状旁腺功能亢进、多发性骨髓瘤、肾小管酸中毒等疾病的治疗。对高尿钙继发性甲状腺亢进，可应用氢氯噻嗪一日12.5～25mg 治疗，明显减轻尿钙的丢失。对骨质疏松尚可选择双膦酸盐或降钙素，降钙素有止痛作用。

（4）肾上腺皮质激素所致的骨质疏松：可应用双膦酸盐，如氯曲膦酸钠、丙氨膦酸二钠(帕米膦酸钠)、阿仑膦酸钠等。

（5）抗癫痫药所致的骨质疏松：原发性骨质疏松曾经有多年应用抗癫痫药史者，表现为骨质疏松和骨软化的混合型，治疗时需长期口服维生素 D。

（五）药学服务项目

1. 钙制剂用药注意事项

目前复方钙制剂品种较多，一般是以碳酸钙为主，其余可含维生素、氨基酸、微量元素。如钙尔奇 D、钙思立 D、巨能钙等。碳酸钙制剂以其含钙量高、价廉，生物利用度尚可，可作为各种人群补钙首选。

（1）补钙的同时宜补充维生素 D。

（2）补钙应选用含钙量高、生物利用度好、制剂溶出度高的药物。

（3）钙制剂与肾上腺皮质激素、异烟肼、四环素、铁剂或含铝抗酸药合用，会减少钙的吸收，同时也影响异烟肼、四环素的吸收，不宜同服。

（4）膳食中食盐含量很高、动物蛋白质，则钙从尿中的丢失就多。食物如菠菜、油菜，其中含有大量草酸或植酸，会影响膳食中钙的吸收。食物中的纤维素一般不会影响，但小麦的麸皮则会影响钙的吸收。膳食含有大量的脂肪、磷酸、镁、咖啡因的食品也会影响钙的吸收与排泄。

（5）临睡前补充钙制剂效果好。

（6）补钙要多吃含钙的食品。

（7）补钙同时还要进行阳光浴。

2. 维生素 D 用药注意事项

（1）必须按推荐剂量服用，不可超量服，维生素 D 的治疗量与中毒量之间的安全域较窄，若大量连续应用可发生中毒。

（2）注意维生素 D 与其他药物的配伍禁忌，活性维生素 D 代谢物与大剂量钙剂或利尿剂合用，会导致高钙血症的危险；苯巴比妥、苯妥英、扑米酮等可减弱维生素 D 的作用；硫糖铝、氢氧化铝可减少维生素 D 的吸收；大量含磷药物与本品同用，可发生高磷血症。对心功能不全者特别提示的是，洋地黄与维生素 D 同用时应谨慎。

（3）维生素 D 对高钙血症、高磷血症、高脂血症、动脉硬化和心功能不全者慎用；对高磷血症伴肾性佝偻疾病者禁用；妊娠期妇女使用过量可导致胎儿瓣膜上主动脉狭窄、脉管受损、甲状腺功能抑制而使新生儿长期低血钙抽搐，应慎用。

（六）生活指导

（1）饮食：多吃鱼、虾、蛋等富含钙质的食物。

（2）生活方式的指导中首先要强调的是日照的时间：每天日照的时间不低于 30min。

（3）户外运动是骨质疏松症患者主要的运动形式。

八、缺铁性贫血的用药指导

（一）贫血基本知识

当单位容积的血液中，红细胞计数、血红蛋白量或红细胞比积低于正常值者称为贫血。缺铁性贫血是指体内可用来制造血红蛋白的贮存铁已被用尽，红细胞生成障碍所致的贫血，特点是骨髓、肝、脾及其他组织中缺乏可染色铁，血清铁蛋白浓度降低，血清铁浓度和血清转铁蛋白饱和度亦均降低。表现为小细胞低色素性贫血。常见于生育年龄的妇女和婴幼儿。

病因主要有：铁的需求量增加而摄入量不足、铁的吸收效果不佳、失血。

（二）临床表现

（1）贫血一般表现为：皮肤黏膜苍白、乏力、心悸、气促、头昏、眼花、耳鸣、胃肠功能紊乱。

（2）缺铁性贫血的特殊表现：

① 上皮组织的异常变化。皮肤干燥，指甲及趾甲脆薄无光泽、平甲、反甲、舌痛、舌炎、口炎甚至吞咽困难。

② 神经方面异常。由于细胞内含铁酶缺乏引起，易兴奋、激动、烦躁、头痛，部分病人（儿童居多）可有嗜食泥土、石子、煤球、生米或冰块等异食癖，与线粒体单胺氧化酶活性降低有关。

（三）治疗

1. 治疗原则

治疗原则为针对病因治疗，去除引起缺铁的原因；补充足量铁剂；加强营养。

2. 治疗方法

（1）口服铁剂：最常用的制剂为硫酸亚铁，富马酸亚铁（富血酸）、枸橼酸铁铵、乳酸亚铁、葡萄糖酸亚铁等。服药时忌茶，以免铁被鞣酸沉淀而不能被吸收。

（2）注射铁剂：常用的铁注射剂有右旋糖酐铁及山梨醇枸橼酸铁。

（3）食疗：加强营养，多吃含铁丰富的食品。如黑木耳、海带、紫菜，再有就是猪血、猪肝，其次是一些瘦肉、蛋黄等里面也含有丰富的铁。

（四）药学服务项目

（1）首选口服铁剂。对口服反应大，出现厌食、胃出血，或有胃肠疾病、吸收不良，或急需迅速纠正贫血症状时，可考虑应用注射用右旋糖酐铁。

（2）尽量选用 2 价铁剂（亚铁），对胃酸缺乏者，宜与稀盐酸并用，有利于铁剂的解离和吸收。

（3）选择适宜的剂量，初始治疗应用小剂量，数日后再增加剂量。

（4）注意铁剂与药物、食物的配伍禁忌。

（5）注意进餐的影响，最佳时间是空腹，但餐后口服铁剂可减少胃肠刺激。

（6）铁制剂对血色素病或含铁血黄素沉着症及不伴缺铁的其他贫血（地中海贫血）、肝肾功能严重损害、尤其伴有未经治疗的尿道感染者不宜应用。

（7）口服铁剂治疗有效的最早指标是在服后 3~7d 网织红细胞开始上升，第 7~10d 达高峰，2 周后血红蛋白上升，一般约 2 个月恢复至正常。

章节习题

一、单项选择题

1. 药历是由谁填写的（　　）。

A. 医生 　　　　　　　　　　B. 护士 　　　　　　　　C. 患者

D. 药师 　　　　　　　　　　E. 患者家属

2. 药学服务的重要人群不包括（　　）。

A. 患有高血压和糖尿病的患者

B. 需应用吸入性激素的患者

C. 血肌酐>300μmol/L 者

D. 用 2SHRZ/4HR 方案，规律抗结核治疗 1 个月，低热、乏力、盗汗等症未缓解者

E. 青壮年，平素健康，患普通感冒者

3. 关于沟通的技巧正确的是（　　）。

A. 在患者表述时，对表述不清的问题应随时打断予以询问

B. 尽量用封闭式提问，以获得患者的准确回答

C. 交谈时，为提高效率，可一边听患者谈，一边查阅相关文献

D. 对患者交代越多，谈话时间越长，效果越好

E. 对特殊人群应特别详细提示服用药物的方法

4. 接受患者用药咨询方式不正确的是（　　）。

A. 可主动向患者讲授用药知识

B. 可向患者发放一些合理用药宣传材料

C. 可采用电话、网络等通信方式

D. 有针对性地回答患者问题，不要做过多询问

E. 通过网络向大众宣传促进健康的小知识属于主动咨询

5. 以下患者用药咨询环境设置中，不合理的是（　　）。

A. 咨询处紧邻门诊药房 　　　　　　　　B. 标志明确

C. 环境舒适 　　　　　　　　　　　　　D. 均采用开放式柜台

E. 应配备参考资料

6. 药学服务的最基本要素是（　　）。

A. 药学知识 　　　　　　　　　　　　　B. 调配

C. 用药指导 　　　　　　　　　　　　　D. 与药有关的服务

E. 药物信息的提供

7. 药学服务的目标是什么（　　）。

A. 改善药品质量 　　　　　　　　　　　B. 为医生提供合理用药信息

C. 改善和提高患者身心健康 　　　　　　D. 指导护士合理用药

E. 增加患者用药依从性

8. 下列关于解热药的使用叙述错误的是(　　)。

　　A. 退热属对症治疗，可能会掩盖病情

　　B. 应严格掌握用量，避免滥用，老年人应减量

　　C. 多数宜在餐后服用

　　D. 阿司匹林无致畸作用，但由于可导致出血，故不宜在妊娠的最后 2 周使用

　　E. 解热镇痛药大多有交叉过敏反应

9. 下列哪个不是慢性咽炎的临床表现(　　)。

　　A. 咽喉部不适、干燥、发痒、疼痛或有异物感

　　B. 清晨起床后常会吐出微量的稀痰，伴有声音嘶哑

　　C. 常伴有发热

　　D. 有刺激性咳嗽

　　E. 病程长，症状常反复

10. 鼻窦炎的急性期应尽早采用足量何种药物治疗(　　)。

　　A. 解热镇痛药　　　　　　　　　　　　B. 抗过敏药

　　C. 抗菌药　　　　　　　　　　　　　　D. 局部血管收缩剂

　　E. 抗炎药

11. 缓泻药连续使用不宜超过(　　)。

　　A. 1 天　　　　　　　B. 2 天　　　　　　　C. 3 天

　　D. 5 天　　　　　　　E. 7 天

12. 可造成儿童呼吸抑制，故 5 岁以下儿童不宜应用的是(　　)。

　　A. 右美沙芬　　　　　　　　　　　　　B. 吗啡

　　C. 苯丙哌林　　　　　　　　　　　　　D. 可待因

　　E. 右美沙芬复方制剂

13. 镇咳药连续口服一般不应超过(　　)。

　　A. 1 天　　　　　　　B. 2 天　　　　　　　C. 3 天

　　D. 5 天　　　　　　　E. 7 天

14. 治疗头痛的非处方药应首选(　　)。

　　A. 对乙酰氨基酚　　　　　　　　　　　B. 阿司匹林

　　C. 谷维素　　　　　　　　　　　　　　D. 布洛芬

　　E. 维生素 B_1

15. 解热镇痛药用于解热一般使用应不超过(　　)。

　　A. 1 天　　　　　　　B. 2 天　　　　　　　C. 3 天

　　D. 5 天　　　　　　　E. 7 天

16. 下列哪个药是退热的首选(　　)。

　　A. 对乙酰氨基酚(扑热息痛)　　　　　　B. 阿司匹林

　　C. 安乃近　　　　　　　　　　　　　　D. 布洛芬

　　E. 贝诺酯

17. 自我医疗的基础是(　　)。

　　A. 执业药师　　　　　　B. 药品　　　　　　　　C. 社会药店

　　D. 非处方药　　　　　　E. 家庭

18. 下列关于自我药疗叙述正确的是(　　)。

　　A. 自我药疗是指在没有经济条件的情况下，自己应用非处方药，用以缓解轻度、短期的症状及不适，或治疗轻微的疾病

　　B. 自我药疗是指在远离医疗机构的情况下，自己应用非处方药，用以缓解轻度、短期的症状及不适，或治疗轻微的疾病

　　C. 自我药疗是指在没有医师或其他医务工作者的指导下，恰当地应用非处方药，用以缓解轻度、短期的症状及不适，或治疗轻微的疾病

　　D. 自我药疗是指在没有医师或其他医务工作者的指导下，恰当地应用药物，用以缓解轻度、短期的症状及不适，或治疗轻微的疾病

　　E. 自我药疗是指在不能及时到医院就医的情况下，自行用药，以缓解轻度、短期的症状及不适，或治疗轻微的疾病

19. 下列哪些药物或食物可以促进铁剂的吸收(　　)。

　　A. 四环素　　　　　　　B. 胰酶　　　　　　　　C. 碳酸氢钠

　　D. 牛奶，蛋类　　　　　E. 肉类、果糖、氨基酸、脂肪

20. 铁剂的治疗宜选择一日口服多少毫克元素铁较好(　　)。

　　A. 150mg　　　　　　　B. 180mg　　　　　　　C. 210mg

　　D. 240mg　　　　　　　E. 270mg

二、配伍选择题

1. 以下咨询问题的分类

　　A. 这药能治我这种病吗

　　B. 这次拿的"×××"(商品名)是我以前一直服用的"格列齐特"吗

　　C. 这种药需要服用多久

　　D. 中午忘吃药了怎么办

　　E. 处方上让我一次服两片，是否太多

　　(1) 药品名称(　　)。

　　(2) 适应证(　　)。

　　(3) 用药方法(　　)。

　　(4) 用药剂量(　　)。

2. 感冒药的组方中各成分的主要作用：

　　A. 解除鼻塞症状

　　B. 减少打喷嚏和鼻腔溢液

　　C. 增加解热镇痛药的疗效、对抗嗜睡作用

　　D. 退热、缓解头痛和全身痛

　　E. 改善体液局部循环，促进药物对病灶的渗透和扩散

(1) 含有双氯芬酸是为了(　　　)。

(2) 含有伪麻黄碱是为了(　　　)。

(3) 含有氯苯那敏是为了(　　　)。

(4) 含有咖啡因是为了(　　　)。

3. 关于咽炎的药物治疗

　　A. 解热镇痛药

　　B. 甲硝唑

　　C. 口含片(溶菌酶、西地碘片)

　　D. 抗菌药物和肾上腺糖皮质激素

　　E. 抗炎药(如复方青果冲剂、清咽丸、双黄连口服液)

　　(1) 咽炎的治疗首要是用(　　　)。

　　(2) 局部可应用(　　　)。

　　(3) 为清除口腔内的条件致病菌可含漱(　　　)。

　　(4) 对急性炎症，为预防咽喉肿胀或喉头水肿而致的呼吸困难，可采用(　　　)。

4. 关于腹泻的非处方药治疗

　　A. 胰酶和碳酸氢钠　　　　　　　　　　B. 双八面蒙脱石

　　C. 胃蛋白酶　　　　　　　　　　　　　D. 微生态制剂

　　E. 黄连素

　　(1) 对痢疾、大肠杆菌感染的轻度急性腹泻应首选(　　　)。

　　(2) 对摄食脂肪过多者可服用(　　　)。

　　(3) 对摄食蛋白质而致消化性腹泻者宜服(　　　)。

　　(4) 因化学刺激引起的腹泻可使用(　　　)。

5. 各种腹泻在粪便的性状上有所不同

　　A. 菌痢　　　　　　　　　　　　　　　B. 嗜盐菌性食物中毒

　　C. 肠道梗阻、吸收不良综合征　　　　　D. 阿米巴痢疾

　　E. 小肠性腹泻

　　(1) 粪便呈稀薄水样且量多为(　　　)。

　　(2) 脓血便或黏液便见于(　　　)。

　　(3) 暗红色果酱样便见于(　　　)。

　　(4) 血水或洗肉水样便见于(　　　)。

6. 关于咳嗽的药物治疗

　　A. 右美沙芬　　　　　　B. 喷托维林　　　　　　C. 苯丙哌林

　　D. 可待因　　　　　　　E. 右美沙芬复方制剂

　　(1) 夜间咳嗽宜选用非处方药(　　　)。

　　(2) 感冒所伴随的咳嗽常选用(　　　)。

　　(3) 对频繁、剧烈无痰干咳及刺激性咳嗽可应用处方药(　　　)。

　　(4) 适用于胸膜炎伴胸痛的咳嗽患者的是(　　　)。

7. 下列伴有发热症状的疾病
　　A. 伤寒　　　　　　　　　B. 化脓性感染　　　　　　C. 麻疹
　　D. 肺炎　　　　　　　　　E. 流行性腮腺炎
　　(1) 有间歇发作的寒战、高热，继之大汗可能是(　　　)。
　　(2) 持续高热，居高不下，伴随寒战、胸痛、咳嗽、吐铁锈色痰可能为(　　　)。
8. 下列发热的指标是
　　A. 39℃　　　　　　　　　B. 37.6℃　　　　　　　　C. 37.3℃
　　D. 37℃　　　　　　　　　E. 37.2℃
　　(1) 直肠温度超过(　　　)。
　　(2) 口腔温度超过(　　　)。
　　(3) 腋下温度超过(　　　)。

第二章　中药调剂的基本知识与操作技能

第一节　绪　　论

一、中药调剂的概念

中药调剂是指中药房、中药店的调剂工作人员根据医师处方，按照配方程序和原则，及时、准确地将中药饮片或中成药调配成供患者使用的药剂的过程，它是一项负有法律责任的专业操作技术。

中药调剂学是专门研究中药调剂理论和操作技术的一门应用学科。

中药调剂包括中药饮片调剂和中成药调剂两方面内容。

二、中药调剂学的历史

中药调剂学是随着社会生产力的发展和医药事业的不断进步逐渐发展起来的。其中，具有重要意义的著作和事件有：世界上最早的国家颁行的官修本草是《新修本草》；世界上最早的官办药房——太医局卖药所；世界上最早的国家药局方——《太平惠民和济局方》。

第二节　中药调剂人员的职责和道德规范

一、中药调剂人员的职责

（1）建立健全与本室任务有关的各种规章制度，严格执行毒剧药品、贵重药品以及紧俏药品的管理。需要特殊条件贮存的药品要加强管理，防止中草药虫蛀、霉变，以确保药品质量。每月盘点，做好药品统计、报表工作。

（2）负责门诊与住院病人处方及领单的调配分发，药品定点定位存放，避免串斗、借斗现象发生。注意配方的配伍禁忌、准确无误。

（3）药学技术人员要掌握了解药物的性质特点和药物间的相互作用以及中西药合用临床效果、配伍禁忌等。

（4）评价新、老药物，医学教育网搜集整理协助医院对新药进行临床疗效观察研究。

（5）调查分析病历和研究医生处方的用药情况，发现不合格处方，提出不合理用药的根据，协助医师提高用药水平和医疗质量。

（6）监督并协助病房做好药品领用管理和正确使用药品，以保证药物的安全有效。

（7）为医师、护士和病人提供药物咨询、介绍新药知识、推荐新药。

二、中药调剂人员的职业道德的基本原则

（一）医药学的人道主义原则

1. 尊重患者的生命

尊重患者的生命为历代医家所强调，形成了医药学伦理上独特的生命神圣论。孙思邈的"人命至重，有贵千金"，就是生命神圣论的集中体现。《黄帝内经》谓："万物悉备，莫贵于人"。人的生命只有一次，故医药工作者应当尊重、珍视人的生命，积极救治人的生命。

2. 尊重患者的人格

患者是人类群体中最需要帮组的人，不仅应具有一般正常人的正当权益，而且由于身患疾病，还应享有正常人不能享有的特殊权益，应当受到社会的特别关照与友待。患者的人格应当受到尊重，特别是对患者、传染病人及残疾患者，更应当按照人道主义精神，关心、同情、爱护、体贴他们。

3. 尊重患者平等的医疗权力

让所有的人平等地享有医疗保健权，是医药学人道主义的一个基本主张和追求目标。即使存在着等级差别的阶级社会，历代医家也没有放弃"平等待人"的人道主义的思想。这种思想或理念要求医药人员在服务中应当绝对排除非医疗因素的干扰，包括政治、经济、文化、宗教等因素；即使是犯人、战俘也应当享有人道的医疗待遇。

4. 尊重生命的价值

维护人类整体利益。尊重生命的价值，维护人类整体利益是现代医药学

人道主义对传统医药学人道主义的必要补充，是医药学人道主义更加成熟的理智的表现。它要求不仅要尊重病人个体的生命，而且也应当尊重病人生命的价值。尊重人的生命和价值、尊重病人的人格和病人平等的医疗权利，不单是医药人员在使用药品中应当遵守的职业道德规范，而且对药品的生产、流通过程也提出了一系列的伦理学的要求。既然药品是用于治病防病、康复保健的，它在生产、储存、运输、销售过程中，对质量保证的要求比其他商品要严格得多。这些要求有的是法律、法规的要求，是强制性的规范；还有一些是社会伦理、职业道德方面的要求。

总之，医药学人道主义从关心、同情、爱护、尊重人的生命升华到主动为人类健康服务、为人民谋幸福，这就将医药学人道主义发展道路一个新的阶段。

（二）社会效益优先原则

在药品生产经营活动中坚持社会效益和经济效益并重、社会效益优先的原则，要求药品生产、流通企业和其他销售单位要从人民群众防病治病、康复保健的需要出发，研制、生产和销售疗效好、毒副作用小、价格相对低的药品，充分考虑药品的临床效果和广大人民群众的经济承受能力，而不能把追求利润最大化作为唯一目标。中药调剂人员在自己的执业活动中，也应客观、全面地向服务对象介绍药品的性能、疗效、价格，供对方选择时参考。临床医师为患者开具处方也应做到正确行使药物的分配权，对症下药，不能为追求经济利益而不顾病情需要开"大处方"和价值高的药品，增加社会及患者的经济负担。更不能利用职务之便，滥用限制使用的毒、麻药品，危害社会。

（三）诚实守信、交易公平原则

市场经济条件下的市场规则有许多方面，其中最重要的是要恪守诚实守信、交易公平原则。诚实守信、交易公平原则具体应用在药品生产和流通过程中，就是要求药品生产厂商严格按照药品生产规范和政府的批准文号，向社会提供符合治疗和康复保健需要的合格产品。要求药品交易双方处于平等的民事地位，卖方有义务就商品的名称、规格、用途、使用方法、质量、数量、单价以及其他交易条件作真实的陈述或明示，供买方购买药品时参考；买方根据公开的信息，决定是否购买或购买什么。双方交易成立，卖方有义务按合同或约定提供相应的药品，并收取价款；买方有义务接收买方提供的符合自己购买要求的药品并支付价款。在药品交易中，买卖双方都不应当提供虚假的交易信息，不得附加有碍交易公平的其他交易条件，更不得凭借自己的交易优势或特殊权利，强买强卖。

(四) 尊重患者、慎言守密原则

这一原则是对各级调剂人员在职业活动中言行的特殊要求。由于调剂人员直接和患者、药品使用者以及他们的亲属交往，因此，应当本着医药学人道主义的原则和尊重患者人格的精神，根据不同的情况采取不同的处理方式，尊重患者的情感和隐私，并为其保护与药物使用有关的私密。

这方面可以有许多的例子：如有的绝症病人并不知道自己的病情，也没有足够的知识通过所使用的药物判断自己的病症，特别是病人了解自己的病情后对治疗和他本人的精神状态并非有利，调剂人员或药品销售人员就没有必要详细介绍药品的作用、适应症，以免加重其心理负担；某些病症如性病的患者，虽然本人知道自己的病症，但他们不愿意让自己的亲戚、朋友甚至不认识的人知道，在不危及社会公共健康的情况下，应当尊重他(她)们的情感和隐私，不将他(她)们使用药物的情况向无关人员透露。

尊重药品使用者情感和隐私、为其保守秘密的原则表面看来与诚实守信的原则是相互矛盾的，其实是医药学人道主义原则的具体运用，是一个问题的两个方面。直接面对药品使用者的药品调剂或销售人员应当根据不同的情况，凭借自己的经验判断，灵活运用这些原则。

三、中药调剂人员的道德规范

中药调剂人员的道德规范，简称"药德"，是调整和维护人员与被服务对象、调剂人员之间以及人员与社会之间相互关系的行为规范的总和。它包括调剂人员的药德观念和药德行为。

药德观念是指调剂人员的思想、态度、心理、情感等。药德行为是药德观念的具体体现，主要表现在对工作的责任心，对业务的钻研精神，对病人体贴关怀，以及遵守法纪等业务工作行为之中。

第三节　中药的标准

一、国家药品标准

药品标准：是国家对药品质量规格和检验方法所作的技术规定，具有法律的约束力。

（一）国家药典

1. 定义

国家药典是一个国家药品规格标准的法典，由国家组织编纂和修订，并由政府颁布施行，具有法律性。

2. 历史沿革

国家药典共十部，现行为 2015 版。各版本范典的特点如表 2-1 所示。

表 2-1　各版本药典年份及特点

版本	年份	特　　　点
1	1953 年	只有一部，没收录中药材和中成药
2	1963 年	分为中药、化学药品两部
3	1977 年	收录药品增至 1925 种，收录了少数民族的药
4	1985 年	出版了英文版
5	1990 年	新技术、新方法的收录、增长
6	1995 年	取消拉丁文，采用英文
7	2000 年	附录有很大的改进提高
8	2005 年	分为三部，增加了第三部生物制剂
9	2010 年	分为三部，版本同 2005 版
10	2015 年	分为四部，增加了第四部收载通则

（二）部颁标准

部颁标准也称行业标准，是由国务院行业主管部门颁布，是对药典的补充具有法律效力。

二、地方药品标准

地方药品标准是一个地区药品规格标准的规范性文件，有各省、自治区、直辖市、药品监督管理部门等地方性行政组织编写并公布执行，在本地区范围内对药品的生产、供应和使用等工作亦具有法律性约束力。

药品标准分为国家药品标准和地方药品标准，国家药品标准又分为药典和局部颁药品标准。

三、中药的标准

标准包括药材的产地加工和炮制方法标准、药品鉴别标准、药品检查标准、药品贮藏与养护标准等等。以及2015版《中华人民共和国药典》何首乌药材举例说明。

何首乌

Heshouwu

RADIX POLYGONI MULTIFLORI

本品为蓼科植物何首乌 Polygonum multijiorum Thunb. 的干燥块根。秋、冬二季叶祜萎时采挖，削去两端，洗净，个大的切成块，干燥。

【性状】本品呈团块状或不规则纺锤形，长6~15cm。直径4~12cm。表面红棕色或红褐色，皱缩不平，有浅沟，并有横长皮孔样突起和细根痕。体重，质坚实，不易折断，断面浅黄棕色或浅红棕色，显粉性，皮部有4~11个类圆形异型维管束环列，形成云锦状花纹，中央木部较大，有的呈木心。气微，味微苦而甘涩。

【鉴别】(1)本品横切面：木栓层为数列细胞，充满棕色物。韧皮部较宽，散有类圆形异型维管束4~11个，为外韧型，导管稀少。根的中央形成层成环；木质部导管较少，周围有管胞和少数木纤维。薄壁细胞含草酸钙簇晶和淀粉粒。

粉末黄棕色。淀粉粒单粒类圆形，直径4~50μm，脐点人字形、星状或三叉状，大粒者隐约可见层纹；复粒由2~9分粒组成。草酸钙簇晶直径10~80(160)μm，偶见簇晶与较大的方形结晶合生。棕色细胞类圆形或椭圆形，壁稍厚，胞腔内充满淡黄棕色、棕色或红棕色物质，并含淀粉粒。具缘纹孔导管直径17~178μm。棕色块散在，形状、大小及颜色深浅不一。

(2)取本品粉末0.25g，加乙醇50mL，加热回流1h，滤过，滤液浓缩至3mL，作为供试品溶液。另取何首乌对照药材0.25g，同法制成对照药材溶液。照薄层色谱法(通则0502)试验，吸取上述两种溶液各2μL，分别点于同一以羧甲基纤维素钠为黏合剂的硅胶H薄层板上使成条状，以三氯甲烷–甲醇(7比3)为展开剂，展至约3.5cm，取出，晾干，再以三氯甲烷–甲醇(20比1)为展开剂，展至约7cm，取出，晾干，置紫外光灯(365nm)下检视。供试品色谱中，在与对照药材色谱相应的位置上，显相同颜色的荧光斑点。

【检查】水分　不得过10.0%(通则0832第二法)。

总灰分不得过5.0%(通则2302)。

【含量测定】二苯乙烯苷　避光操作。照高效液相色谱法(通则 0512)测定。

色谱条件与系统适用性试验　以十八烷基硅烷键合硅胶为填充剂；以乙腈-水(25 比 75)为流动相；检测波长为 320nm。理论板数按 2, 3, 5, 4′-四羟基二苯乙烯-2-O-β-D-葡萄糖苷峰计算应不低于 2000。

对照品溶液的制备　取 2, 3, 5, 4′-四羟基二苯乙烯-2-O-β-D-葡萄糖苷对照品适量，精密称定，加稀乙醇制成每 1mL 含 0.2mg 的溶液，即得。

供试品溶液的制备　取本品粉末(过四号筛)约 0.2g，精密称定，置具塞锥形瓶中，精密加入稀乙醇 25mL，称定重量，加热回流 30min，放冷，再称定重量，用稀乙醇补足减失的重量，摇匀，静置，上清液滤过，取续滤液，即得。

测定法　分别精密吸取对照品溶液与供试品溶液各 10μl，注入液相色谱仪，测定，即得。

本品按干燥品计算，含 2, 3, 5, 4′-四羟基二苯乙烯-2-O-β-D-葡萄糖苷($C_{20}H_{22}O_9$)不得少于 1.0%。

结合蒽醌　照高效液相色谱法(通则 0512)测定。

色谱条件与系统适用性试验　以十八烷基硅烷键合硅胶为填充剂；以甲醇-0.1%磷酸溶液(80 比 20)为流动相；检测波长为 254nm。理论板数按大黄素峰计算应不低于 3000。

对照品溶液的制备取大黄素对照品、大黄素甲醚对照品适量，精密称定，加甲醇分别制成每 1mL 含大黄素 80μg，大黄素甲醚 40μg 的溶液，即得。

供试品溶液的制备　取本品粉末(过四号筛)约 1g，精密称定，置具塞锥形瓶中，精密加入甲醇 50mL，称定重量，加热回流 1h，取出，放冷，再称定重量，用甲醇补足减失的重量，摇匀，滤过，取续滤液 5mL 作为供试品溶液 A(测游离蒽醌用)。另精密量取续滤液 25mL，置具塞锥形瓶中，水浴蒸干，精密加 8%盐酸溶液 20mL，超声处理(功率 100W，频率 40kHz)5min，加三氯甲烷 20mL，水浴中加热回流 1h，取出，立即冷却，置分液漏斗中，用少量三氯甲烷洗涤容器，洗液并入分液漏斗中，分取三氯甲烷液，酸液再用三氯甲烷振摇提取 3 次，每次 15mL，合并三氯甲烷液，回收溶剂至干，残渣加甲醇使溶解，转移至 10mL 量瓶中，加甲醇至刻度，摇匀，滤过，取续滤液，作为供试品溶液 B(测总蒽醌用)。

测定法分别精密吸取对照品溶液与上述两种供试品溶液各 10μL，注入液相色谱仪，测定，即得。

$$结合蒽醌含量=总蒽醌含量-游离蒽醌含量$$

本品按干燥品计算，含结合蒽醌以大黄素（$C_{15}H_{10}O_5$）和大黄素甲醚（$C_{16}H_{12}O_5$）的总量计，不得少于0.10%。

饮片

【炮制】除去杂质，洗净，稍浸，润透，切厚片或块，干燥。

本品呈不规则的厚片或块。外表皮红棕色或红褐色，皱缩不平，有浅沟，并有横长皮孔样突起及细根痕。切面浅黄棕色或浅红棕色，显粉性；横切面有的皮部可见云锦状花纹，中央木部较大，有的呈木心。气微，味微苦而甘涩。

【含量测定】结合蒽醌同药材，含结合蒽醒以大黄素（$C_{15}H_{10}O_5$）和大黄素甲醚（$C_{16}H_{12}O_5$）的总量计，不得少于0.05%。

【鉴别】（除横切面外）【检查】【含量测定】（二苯乙烯苷）同药材。

【性味与归经】苦、甘、涩，微温。归肝、心、肾经。

【功能与主治】解毒，消痈，截疟，润肠通便。用于疮痈，瘰疬，风疹瘙痒，久疟体虚，肠燥便秘。

【用法与用量】3~6g。

【贮藏】置干燥处，防蛀。

第四节 中药的管理

一、国家药品管理法

《中华人民共和国药品管理法》1984年9月20日通过，1985年7月1日起施行。2001年2月28日修订，2001年12月1日起施行，共10章，106条。

《药品管理法实施条例》2002年8月4日公布，2002年9月15日施行。共10章，86条。

（一）《药品管理法》的主要内容

新修订《药品管理法》共10章106条，现将其主要内容予以介绍。

（1）规定了我国药品立法的目的、适用范围和药品监督管理的基本体制。

（2）规定了药品生产、经营和医疗机构的药剂管理要求。

（3）规定了对药品的管理。

（4）规定了对药品的的包装、药品价格及广告的管理。

（5）规定了药品监督机构的权限。

（6）规定了法律责任。

（二）《药品管理法》的用语含义

药品指用于预防、治疗、诊断人的疾病，有目的地调解人的生理机能并规定有适应症或者功能主治、用法用量的物质。根据药品质量检测标准可分为优质药、劣质药及假药。根据药品市场流通真假混杂的状况，现将假药和劣质药作如下介绍。

1. 假药

按照《中华人民共和国药品管理法》规定，有下列情形之一者的，为假药：

（1）药品所含成分与国家药品标准，或者省、自治区、直辖市药品标准规定的成分不符合的。

（2）以非药品冒充药品或以他种药品冒充此种药品。

有下列情形之一的药品，按假药处理：

（1）国务院药品监督管理部门规定禁止使用的。

（2）必须批准而未经批准生产、进口，或者必须检验而未经检验即销售的。

（3）变质的。

（4）被污染的。

（5）必须使用取得批准文号而使用未取得批准文号的原料药生产的。

（6）所标明的适应症或功能主治超出规定范围的。

2. 劣药

（1）《中华人民共和国药品管理法》对劣药的定义：药品成分的含量与国家药品标准（或省、自治区、直辖市药品标准）规定不符的，为劣药。

（2）有下列情形之一的药品，按劣药处理：

① 未标明有效期或更改有效期的。

② 不注明或者更改生产批号的。

③ 超过有效期的。

④ 直接接触药品的包装材料和容器未经检验的。

⑤ 擅自添加着色剂、防腐剂、香料、矫味剂及辅料的。

⑥ 其他不符合药品标准规定的。

二、特殊中药的调剂管理

（一）麻醉药品

麻醉药品是指连续使用后易产生身体依赖性，能成瘾癖的一类中药。

罂粟壳是只作配方使用，不零售。

中药罂粟壳，经考核有资格使用罂粟壳的职业医师方可开方。每张处方不超过 3 日常用量，每次用量不得超过 6g(3～6g/d)，总共不超过 18g。不能连用 7d。不得单包，必须混入群药。处方保留三年备查。晚期癌症患者可凭专用卡，大量持续使用。

（二）精神药品

精神药品是指直接作用于中枢神经系统，使之兴奋或抑制，连续使用能产生依赖性的药品。

根据对人体的危害程度，分为一类和二类精神药品。

第一类不得零售，每次不超过 3d 常用量。第二类凭盖有医疗单位公章的医生处方零售，每次不超过 7d 常用量。处方保留 2 年。

（三）毒性药品

1. 定义

毒性药品是指药物作用剧烈，治疗剂量与中毒剂量相近，使用不当会至人中毒甚至死亡的一类中药。

凭医师签名正式处方，每次处方剂量不超过 2d 极量。

处方中未注明"生用"的，配方时应付炮制品种。

处方一次有效，取药后，处方保留 2 年，在发票注明"处方保留"。

2. 毒性中药的保管原则

毒性中药的保管遵循"五专"原则，即专人管理、专柜加锁、专用账册、专用处方、专册登记。

《医疗用毒性药品管理办法》所列毒性中药共 28 种：砒石(红砒、白砒)、砒霜、水银、生马钱子、生川乌、生草乌、生白附子、生附子、生半夏、生南星、生巴豆、斑蝥、青娘虫、红娘虫、生甘遂、生狼毒、生藤黄、生千金子、生天仙子、闹羊花、雪上一支蒿、红升丹、白降丹、蟾酥、洋金花、红粉、轻粉、雄黄。如表2-2所示。

表2-2　常见毒性药品及部分药品用量

药品名称	使用剂量/g	药品名称	使用剂量/g
马钱子	0.3~0.6	巴豆制霜后	0.1~0.3
斑蝥	0.03~0.06	天南星	3~9
白果、白附子、半夏	3~9	朱砂	0.3~1.5
全蝎	2.5~4.5	蕲蛇、蟾酥	0.015~0.04
香加皮、洋金花、蜈蚣、罂粟壳	3~6	苍耳子、附子 金钱白花蛇、制草屋 牵牛子(黑白丑)	3~6
川楝子、苦杏仁 重楼(七叶一枝花) 蛇床子、绵马贯众、蒺藜山豆根、制川乌	1.5~3		

三、处方药与非处方药的管理

(1) 分类管理，保障人民用药安全有效、使用方便。

(2) 处方药：必须凭职业医师或执业助理医师处方才可调配、购买和使用。

(3) 非处方药：不需要凭借职业医师或执业助理医师处方即可自行判断、购买和使用。非处方药的遴选原则：应用安全、疗效确切、质量稳定、使用方便。

(4) 非处方药根据安全性分为甲类和乙类。

(5) 非处方药专有标识：甲类：红色 OTC。乙类：绿色 OTC。

(6) 销售处方药和甲类非处方药的零售药店必须具有《药品经营企业许可证》。

(7) 处方药不得选用开架自选销售方式。

(8) 处方药、非处方药不得采用有奖销售、附赠药品或礼品销售等销售方式。

(9) 普通商业企业不得销售处方药和甲类非处方药。

第五节　中药处方

一、中药处方的处方原则

1. 处方

处方是医疗和药品调剂的书面文件。由于处方是医师诊断患者疾病后为其预防或治疗需要而写给药剂调配人员的书面通知，因此，凡制备任何一种药剂的书面通知均可称为处方。

2. 中药处方

凡是载有中药商品名称、数量、用法等内容和制备任何一种中药药剂的书面文件。

3. 中药处方的意义

技术上、法律上、经济上。

4. 中药处方的组方原则

（1）君　是针对发病病因或主症而起主要治疗作用的药物，它是处方中不可缺少的主要部分。

（2）臣　是协助君药以加强治疗作用的药物，它是处方中的辅助部分。

（3）佐　有三个意义：一是佐助药，即配合君、臣药以加强治疗作用，或直接治疗兼症及次要病症的药物；二是佐制药，即用以消除或者减弱君、臣药的毒性，或制约其峻烈之性的药物；三是反佐药，即在病重邪盛可能拒药时，配用与君药性味相反而又能在治疗中起相成作用的药物。

（4）使　即引经药或调和药性的药物。

二、中药处方的类型

1. 古方

古方即古医籍中记载的方剂。

2. 经方

经方是指经典著作中记载的方剂，如《伤寒论》《金匮要略》《普济方》《备急千金药方》《景岳全书》等经典著作中所记载的方剂，大多数经方组方严谨序效，疗效确实，经长期临床实践沿用至今。

3. 时方

时方是指张仲景以后的医家，尤其是清代以后的医家所制定的方剂，它在经方基础上有很大的发展。

4. 单方/验方

单方指配伍比较简单而又有良好药效的方剂，往往只有一二味药，力专效捷，服用简便；验方是指民间积累的经验方，简单而有效。这类方剂系民间流传并对某些疾病有效的药方。由于患者体质、病情各异，在使用时应该有医师指导，以防发生意外。

5. 秘方

秘方是指有一定独特疗效而不外传(多系祖传)的处方，又称禁方。

6. 法定处方

法定处方是指国家药典、部(局)颁标准及地方颁布药品规范中收载的处方，它具有法律的约束力。如《中国药典》2015年版就收载成方制剂1400多个。

7. 协定处方

协定处方是由医院药房或药店根据经常性医疗需要，与医师协商制定的方剂。它主要解决配方数量多的处方，做到预先配制与贮备，以加快配方速度，缩短患者候药的时间。同时，还可以减少忙乱造成的差错，提高工作效率，保证配方质量。

8. 医师临证处方

医师临证处方是指医师根据辨证论治，临时拟定的处方。

三、中药处方的结构

(1) 处方前记：包括医院全称、日期、科别、病例号、患者姓名、年龄、性别、婚否、单位、住址。

(2) 处方正文：汤剂，包括饮片名称，剂数、剂量、规格、用法用量。

(3) 处方后记：包括"四签"，计价者签名、调配者签名、复核者签名、发药者签名。

四、处方的管理制度

(1) 职业医师和职业助理医师有处方权并将本人签名备案。

(2) 除处方医师外，其他人员不得擅自修改处方。

(3) 处方当日有效。

(4) 毒麻中药处方应造册登记。

(5) 药品名称和使用剂量以《药典》标准为准。

(6) 一般药品处方留存一年，毒性中药处方留存两年，麻醉药品处方留存三年。

（7）蓝色——医保处方，白色——自费处方，红色——毒麻处方，黄色——急诊处方。

（8）麻醉中药罂粟壳的使用：每次处方不超过 3d 常用量（每日 3~6g，共18g），连续使用不超过 7d。留方三年备查。不得单包，必须混入群药。晚期癌症患者持专用卡可大量连续使用。

五、中药处方的常用术语

（一）药品附加术语

1. 炮制类

采用不同的方法炮制中药，可获得不同的作用和疗效。医师根据医疗需要，提出不同的炮制要求。如酒制大黄，能缓和其泻下作用；蜜炙麻黄，能缓和其辛散之性，增强其止咳平喘功效；炒山药，能增强其健脾止泻作用。

2. 修制类

修治是除去杂质和非药用部分，以洁净药材，保证其符合医疗需要。如石韦、枇杷叶、金樱子去毛；山茱萸、乌梅肉去核；巴戟天、远志、麦冬去心；乌梢蛇去头、鳞片；斑蝥去头、足、翅；枳实去瓤。

3. 产地类

中药讲究地道药材，医师在药名前常标明产地。如怀山药、田三七、东阿胶、杭白芍、江枳壳等。

4. 品质类

药材的品质优劣直接影响到疗效，历代医家都非常重视药材的质量优劣，医师处方对药品质量提出了要求。如明天麻、子黄芩、左牡蛎、金毛狗脊、鹅枳实、马蹄决明、九孔石决明等。

5. 采时、新陈类

药材的质量与采收季节密切相关，有的以新鲜者为佳，有的以陈久者为佳。

医师处方对此也有不同要求。如绵茵陈（质嫩）、陈香橼、陈佛手、陈皮、嫩桂枝、鲜芦根、鲜茅根、霜桑叶等。

6. 颜色、气味类

药材的颜色和气味也与质量密切相关。如柴丹参、红茜草、黑玄参、香白芷、苦杏仁等。

（二）其他常用术语

1. 药引

中药药引为中医处方中的辅佐药，其作用有二：医师引药归经，即引导其它药物的药力到达病变部位或某一经脉，更好地发挥其治疗作用，起"向导"的作用。二是协助主要，起辅助作用。药引来源甚广，品种繁多，主要有以下类型：

1）药物类药引

这类药引又可分为两类。一类为引经报使类，如太阳病用防风、羌活、藁本位引，既是其它药物的"向导"，又能发挥这类药物本身具有的疗效；一类为调和诸药类，如甘草、生姜、大枣等，麻黄汤中炙甘草调和诸药，便属于这种类型。

2）食物类药引

主要有粳米、蛋黄、蛋清、蜂蜜、西瓜汁等。如白虎汤用粳米益胃养阴。凉膈散用白蜜，既可调和硝黄峻下，又能存为存胃津、润燥结，收"以下为清"之妙。

3）其他类药引

主要有酒、醋、盐、茶叶、灯心、荷梗、荷叶、西瓜翠衣、童便、金汁等。如仙方活命饮加酒煎服，取酒性善走，既可散瘀，又能协诸药以达病所；失笑散用醋调服，可引药入肝经等。

2. 忌口

由于治疗的需要，往往要求病人忌食某些食物，称之为"忌口"。如水肿忌食盐，黄疸、腹泻忌油腻等，都有科学依据。又如服鳖甲忌苋菜、服荆芥忌鱼蟹以及服桂枝汤禁生冷、粘滑、肉、面、五辛、酒酪、臭恶等。

（三）处方的脚注（旁注）

根据治疗的需要和饮片性质，医师在汤剂处方是会对某些药物的煎煮方式或用法提出煎煮要求，用简明的词语指示药剂人员在调剂时要采取特殊的处理方法，是对饮片复方中某单味药的特殊医嘱。

1. 临时炮制

中药饮片的临方炮制，指医师开具处方时，根据药物性能和治疗需要，要求中药店或医院中药房的调剂人员按医嘱临时将生品中药饮片进行炮制操作的过程，简称"临方炮制"，又称"小炒"。如熟地砂仁拌（行气消失）、朱茯苓远志（安神）。

2. 临时加工

为了便于药物保管，并保证药物有效成分不至于损失，某些药品的加工须待临方时完成。通常有碾、捣、磅等法，使药物粉碎，以符合制剂需要。如龙骨、牡蛎、栀子、桃仁等矿物、甲壳、果实种子类药物碾碎或捣碎，便于煎煮；川贝母捣粉，便于吞服；羚羊角磅成薄片，或锉成粉末，便于制剂或服用。

3. 去掉非药用部位

中药处方常常对某些药品有除皮、壳、毛、芦、心、核、油及头、尾、足、翅、鳞等非药用部位的规定。如常用的桔梗、厚朴去皮；银杏、桃仁去皮壳，枇杷叶、金樱子去毛；人参、牛膝去芦；牡丹皮、地骨皮去心；山茱萸、诃子去核；巴豆去油；蕲蛇、乌梢蛇去头尾；斑蝥、红娘子去头翅；蛤蚧去头足、鳞片等。

4. 煎煮要求

通常的煎煮方法是把药物加水煎煮一定时间，去渣，取汁内服。一般而言，发表药、理气药多取其气，应用比较强烈的武火急煎；其次，补益类药多取其味，故宜比较缓和的文火久煎。再者，还有一些特殊的煎法，如石膏、龙骨等先煎；藿香、杏仁等后下；如蒲黄、葶苈子等包煎；人参、西洋参等另煎；鹿茸等冲服；胶类、蜜膏类烊化。

六、中药处方药品的应付常规

（一）处方药品的正名与应付

（1）直接写药物的正名或炒制时，付清炒或炒的品种(逢子必炒)：谷芽、麦芽、稻芽、山楂、草果、槐花、酸枣仁、苦杏仁、王不流行、牵牛子、紫苏子、莱菔子、决明子、苍耳子、牛蒡子、芥子、蔓荆子。

（2）直接写药物的正名或炒制时，付麸炒的品种：僵蚕、白术、枳壳、冬瓜子、三棱、椿根皮、神曲、薏苡仁、芡实、半夏曲、苍术。

（3）直接写药物的正名或炒制(炙)时，付蜜制(炙)的品种：马兜铃、栝楼子(瓜蒌子)、槐角、罂粟壳、黄芪、桑白皮、枇杷叶。

（4）直接写药物的正名或炒加正名，付盐制的品种：桔核、蒺藜、车前子、益智仁、杜仲、小茴香、补骨脂、葫芦把儿。

（5）直接写药物的正名或炒制时，付醋制的品种：香附、鸡内金、乳香、没药、五灵脂、延胡索、大戟、芫花、甘遂、五味子、莪术、青皮、商陆。

（6）直接写药物的正名或炒制时，付烫制的品种：

① 狗脊、刺猬皮、骨碎补、马钱子、枳实。

② 龟甲、鳖甲、穿山甲——沙烫醋淬。

③ 阿胶——蛤粉烫。

（7）直接写药物的正名或炒制（炙）时，付酒制（炙）的品种：熟地黄、山茱萸、女贞子、黄精、蕲蛇、水蛭、肉苁蓉、乌梢蛇。

（8）直接写药物的正名或煅制时，付煅制的品种：龙骨、龙齿、牡蛎、磁石、海浮石、瓦楞子。

（9）直接写药物的正名或炒制时，付炒炭的品种：地榆、艾叶、炮姜、侧柏叶、蒲黄、血余、棕榈。

（10）直接写药物的正名，付炮制的品种：附子、天南星、白附子、巴戟天、吴茱萸、厚朴、淫羊藿、肉豆蔻、斑蝥、硫黄、藤黄。

（11）处方药名写炙时，付蜜炙的品种：炙升麻、炙甘草、炙百合、炙百部、炙紫苏子、炙前胡、炙紫菀、炙麻黄、炙桑叶、炙款冬花、炙橘红、炙化橘红。

（二）常用处方药名的合写(并开)与应付

常用处方药名的合写(并开)与应付如表 2-3 所示。

表 2-3　常用处方药名的合写(并开)与应付

处方药名合写(并开)	调剂与应付
二　　冬：天冬、麦冬	金银花腾(忍冬花腾)：金银花、金银腾
二　　术：苍术、白术	荆防风：荆芥、防风
二　　母：知母、贝母(浙)	全荆芥：荆芥、荆芥穗
二蒺藜（红白蒺藜）：刺蒺藜（白蒺藜）、沙苑子（红蒺藜）	青陈皮：青皮、陈皮
二　　地：生地、熟地	炒三仙：炒山楂、炒麦芽、炒神曲
二　　活：羌活、独活	焦三仙：焦山楂、焦麦芽、焦神曲
二风腾：青风藤、海风藤	焦四仙：焦山楂、焦麦芽焦神曲、焦槟榔
二　　芍：白芍、赤芍	知　柏：知母、黄柏
砂蔻仁：砂仁、蔻仁(白)	炒知柏(盐知柏)：盐知母、盐黄柏
全紫苏：紫苏子、紫苏梗、紫苏叶	谷麦芽：炒谷芽、炒麦芽
苏子叶：紫苏子、紫苏叶	猪茯苓：猪苓、茯苓
二　　丑：黑丑、白丑(牵牛子)	腹皮子：大腹皮、槟榔
二地丁：紫花地丁、蒲公英(黄花地丁)	棱　术：三棱、莪术
二决明：生石决明、草决明	乳　没：制乳香、制没药(醋制)
二　　乌：制川乌、制草乌	桃杏仁：桃仁、杏仁
冬瓜皮子：冬瓜皮、冬瓜子	芦茅根：芦根、茅根

（三）常见药物的别名（偏名）与应付

常见药物的别名（偏名）与应付如表2-4和表2-5所示。

表2-4　常见重要药物的别名（偏名）与应付

药物别名（偏名）	调剂与应付
大　黄：将军、生军、川军、锦纹	芒　硝：朴硝、马乐硝、皮硝
天花粉：瓜蒌根、花粉	蒺　藜：刺蒺藜、白蒺藜
甘　草：甜草、国老、皮草、粉草	薏苡仁：薏米、苡仁
延胡索：元胡、玄胡索	浙贝母：贝母
西红花：番红花、藏红花	豆　蔻：白豆蔻、蔻仁
辛　夷：木笔花、望春花	牛　膝：怀牛膝
肉苁蓉：淡大芸	白　果：银杏
木蝴蝶：玉蝴蝶、千张纸、洋故纸、云故纸	茯　苓：赤茯苓、白茯苓、茯神、云苓
补骨脂：破故纸	蒲公英：黄花地丁
牛蒡子：大力子、鼠粘子、牛子、牛大力	黄　芩：条芩、子芩、枯芩、片芩
沙苑子：红蒺藜	（前两者质重下行，清热大肠，后两者轻飘
决明子：草决明、马蹄决明	上行，清肺热）
槟　榔：大腹子、海南子	川楝子：金铃子
罂粟壳：米壳	山茱萸：枣皮、山萸肉
拳　参：草河车	牵牛子：黑白丑
藜　芦：山葱	金银花：忍冬、二花

表2-5　相对少见药物的别名（偏名）与应付

药物别名（偏名）	调剂与应付
三　七：田三七、旱三七	朱　砂：丹砂、辰砂、镜面砂
山豆根：广豆根、南豆根	洋金花：曼陀罗
土鳖虫：地鳖虫	夜明砂：蝙蝠粪
淫羊藿：仙灵脾	望月砂：野兔粪
马钱子：番木鳖	骨碎补：炙申姜
佩　兰：醒目草	土茯苓：仙遗粮
益母草：坤草	薄　荷：鸡苏
千金子：续随子	肉　桂：桂心、玉桂
广防己：木防己	砂　仁：缩砂、阳春砂
防　己：粉防己、汉防己	草豆蔻：草蔻
重　楼：七叶一枝花、蚤休	丁　香：公丁香、紫丁香
香加皮：北五加皮	母丁香：鸡舌香
海螵蛸：乌贼骨	伏龙肝：灶心土
蛇　蜕：龙衣	西洋参：花旗参、洋参

第六节 中药的配伍原则和禁忌

一、中药的配伍原则

两味或两味以上的药物合用，称为配伍。中药汤剂在具体应用时要注意药物之间的相互关系。现就中药常见配伍关系进行阐述。

1. 相须

功效相似药配合使用，增加疗效。

2. 相使

辅药配合主要，互相增加作用。

相须、相使的配伍关系因协同作用而扩大其治疗范围或增强疗效，临床配方时需充分利用。

3. 相畏

甲药的毒副作用可被乙药消减。

4. 相杀

甲药能消减乙药的毒副作用。

相畏、相杀的配伍关系有利于消减毒副作用，在应用毒药或剧烈药时必须考虑。

5. 相恶

两药合用，相互抑制、降低、丧失药效。

相恶配伍关系能使药物功效降低或丧失，用药时应加以注意。

6. 相反

两药合用，产生毒副作用。为配伍禁忌。

相反配伍关系能使本来单用无害的药物因相互作用产生毒性反应或副作用，属于配伍禁忌，应避免使用。

另外，前人总结出"七情"配伍理论，除以上六种配伍关系外，还包括"单行"，即使用1~2味药，达到防治疾病的目的。还有"反佐"配伍，即利用药物的相反作用，起到相反相成的效果，这是利用药物在配伍时某些方面起拮抗作用而另一方面又起协同作用的缘故。

二、中药配伍禁忌

中药相恶、相反配伍，能降低药效，或能产生毒副作用的，称为配伍禁忌。前人将中药的配伍禁忌总结为"十八反"、"十九畏"，并编成歌诀，广为流传。

(一) 十八反

十八反歌诀

本草言明十八反，半楼贝蔹及攻乌。

藻戟遂芫俱战草，诸参辛芍叛藜芦。

释义：乌头(包括川乌、草乌、附子)反半夏(包括清半夏、姜半夏、法半夏)、瓜蒌(包括天花粉、瓜蒌子、瓜蒌皮)、贝母(包括川贝、浙贝等)、白蔹、白及；甘草反海藻、大戟、甘遂、芫花；藜芦反诸参(包括人参、党参、丹参、南沙参、北沙参、玄参、苦参)、细辛、赤芍、白芍。

(二) 十九畏

十九畏歌诀

硫黄原是火中精，朴硝一见便相争。

水银莫与砒霜见，狼毒最怕密陀僧。

巴豆性烈最为上，偏与牵牛不顺情。

丁香莫与郁金见，牙硝难合京三棱。

川乌草乌不顺犀，人参最怕五灵脂。

官桂善能调冷气，若逢石脂便相欺。

释义：硫黄不宜与朴硝同用；水银不宜与砒霜同用；狼毒不宜与密陀僧同用；巴豆、巴豆霜不宜与牵牛子同用；丁香不宜与郁金同用；芒硝不宜与三棱同用；川乌、草乌不宜与犀角同用；人参不宜与五灵脂同用；肉桂(官桂)不宜与赤石脂同用。

三、妊娠用药禁忌

能影响胎儿生长发育、有致畸作用，甚至造成堕胎的中药为妊娠禁忌用药，妇女在怀孕期间应禁止使用。

妊娠禁忌用药一般有：三七、大黄、制川乌、天南星、牛膝、西红花、肉桂、红花、枳壳、枳实、穿山甲、桃仁、莪术、通草、番泻叶、蟾酥等。

第七节 中药调剂室的基本设施及工作制度

一、基本设施

中药调剂室是为患者配方、发药的重要场所，其基本设施有饮片斗柜、毒性中药柜、贵重药柜、成药柜、调剂台、包装台、药架等设施以及戥、碾、钵、筛等工具。以上物品应因地制宜进行合理布局，要求放置合理、整齐、美观、大方，方便操作。

二、斗谱的排列原则

斗谱是指药斗柜内药物的编排法。编排斗谱的目的主要是方便调剂，减轻劳动强度，避免发生差错事故，提高配方速度，同时也有利于药品的管理。

(一)斗谱的排列原则

1. 分类排列

(1) 常用中药，装入最近的中层药斗，便于调剂时称取。

(2) 不常用者，质地较轻且用量少的饮片应装入最远层处或上层药斗。

(3) 次常用者，装入在前两者之间。

(4) 质重饮片，易于造成污染的放在斗柜的底层。

(5) 质松泡且用量大的饮片放在斗架最下层的大药斗内。

2. 特殊中药的存放

(1) 形状类似的饮片不宜放在一起。

(2) 配伍相反的药物不宜放在一起。

(3) 配伍相畏的药物不宜放在一起。

(4) 防止灰尘污染，不宜放在一般药斗内，宜放在加盖的瓷罐中。

(5) 细贵药品专柜专放，专人管理，每天清点药物。

(6) 毒麻中药，按"五专"管理。

(二) 常用斗谱排列方式

(1) 按常用方剂编排：如麻黄汤的麻黄、桂枝、杏仁、甘草；四物汤的当归、川芎、白芍、熟地。

（2）按性味功效近似排列：如麻黄、桂枝；防风、荆芥；党参、黄芪。

（3）按处方常用"药对"编排：如二术（苍术、白术）、二活（羌活、独活）、二母（知母、贝母）、二冬（天冬、麦冬）。

（4）按药名、功用近似的品种排列：川牛膝、怀牛膝；白芍、赤芍；羌活、独活；百部、百合；枳壳、枳实；青皮、陈皮。

（5）按同一品种的不同炮制方法排列：如生大黄、熟大黄；生甘草、炙甘草；当归、炒当归；生地黄、熟地黄。

（6）按药用部位不同排列：根、茎、叶、花、果实、种子、动物药、矿物药等分类装入斗中。

三、中成药的排列

中成药的种类很多，性质各不相同，必须分类存放，并结合包装特点进行排列。排列时需注意以下四个方面。

（1）药品与非药品，内服药与外用药，宜窜味的药和一般的应分开存放。

（2）处方药与非处方药应分柜摆放。

（3）拆零药集中存放于拆零专柜，保留原包装标签。

（4）对陈列药品按月检查。

四、调剂用药的供应

调剂用药的供应包括中药饮片的供应和中成药的供应。

（一）中药饮片的供应

1. 查斗

系指检查药斗中药物每日销售量，每斗中储量减少程度。检查时主要记录以下三方面情况，并随时作好记录：

（1）检查药名是否相符及短缺品种；

（2）检查日消耗量（即应补量）；

（3）检查药品的清洁度、有无生虫、发霉、变质等情况。

2. 装斗

装斗时应做到以下四点：

（1）药斗装量不可过满，防止调剂时抽拉药斗使药物溢出，造成相互掺混。

（2）对补充的饮片应事先进行整理。

（3）对细粉或细小种子药品，须垫纸盛装；对饮片外观相似的药品，一定要核准名签，以免装错斗。

（4）掌握先入者先出的原则，即新添的饮片放在下面，原有的装在浮层，以免斗底药累积日久而变质。

3. 装斗、调配、保管之间的关系

装斗、调配、保管三方面工作必须相互配合协作，才能提高工作效率，保证供应及时无缺，且能发现饮片的品质变异情况。

（二）中成药的供应

详见中药调剂技术。

五、中药的验收

中药的验收包括中药饮片的验收和中成药的验收。

六、中药调剂的工作制度

（1）配方钱认真审查处方中患者姓名、性别、年龄、药名、剂量、剂数、服法、配伍禁忌以及是否计价交费等，经审查无误后，方可配方。如发现处方中有疑问或有不妥处，经向医生问明后由医生更改，药剂人员不得擅自修改处方。并对医生处方中的差错做好记录，以共同加强医疗质量的管理。

（2）对违反规定，滥用药品，有配伍禁忌、涂改及不合理用药的处方，药剂人员有权拒绝调配，情节严重者应报告领导。

（3）优先配发急重病人的处方

（4）调配人员为自己或亲友取药，不得自行配发，必须经配方室其他工作人员配发。

（5）配方前校准戥子，配方要细心、认真、准确，戥秤称量有毒药物后应及时擦洗干净，以防串性、生锈而影响药效和发生中毒事故。

（6）调配处方中的矿石、贝壳、果实和种子类药物需要打碎的必须在冲筒内打碎。凡注明"打碎"、"先煎"、"后下"、"包煎"等需特殊处理的药物，必须按医生处方要求进行调配并予以另包；对需临时炮制的中药应及时解决。

（7）建立差错登记簿，登记差错事故。

（8）中药调剂人员填装药斗时必需要清斗，认真核对，装量适当，不得错斗、串斗，并做到伪劣及变质的药不装，应炮炙的而未炮炙的不装，名称可疑的不装。补充药品时，原有药品应放在新补充药品上面。新增药品及短缺药品，应及时通知相关科室。

（9）建立药物领发负责制度，定时、按期检查药品数量、质量、价格等。

（10）新到药品、短缺药品、积压药品应及时向科主任报告并与医生联系。

（11）对毒、麻、限剧药品应严格按照国家有关规定办理，对贵重紧缺药品应专人保管。

（12）对处方药与非处方药的调剂，应严格按照国家有关规定执行。

（13）当天配发的处方，应与收费室核账，普通药品处方保存1年。

第八节　中药配方程序

中药调剂的一般程序分审方、计价、调配、复核包包、发药等五个程序。

一、审方

审方系指药房审方人员审查医师为患者开写的处方。合格的处方经审方人签字后即可交计价员计价收费，对于有疑问或不合格的处方，应即与处方医师联系，问明原因，协商处理，决不能只凭主观臆断或随意处理。审方着重审查以下项目：

（1）患者姓名、年龄、性别、处方日期、医师签字等是否清楚，公费者需查验公费证与号码。

（2）药名书写是否清楚准确，剂量是否超出正常量，对孕产妇、儿童及年老弱者尤需注意。

（3）毒、麻药品处方是否符合规定，处方中是否有"十八反""十九畏""妊娠禁忌"等配伍禁忌药存在。

（4）需特殊处理的药物是否有"脚注"，"并开药"是否明确等。（注：并开药是指处方中2~3味药物合并开在一起，多半是疗效基本相同，如二冬即指天冬和麦冬，或是常用配伍使用如知柏即指知母和黄柏。）

二、计价

必须准确、迅速，以缩短患者取药时间。

1. 中药饮片的计价

每味药的单价×该药的份量＝每味药的价格，再将每味药价格相加＝每剂药价，每剂药价×剂数＝汤剂的总价。

2. 中成药

中成药按照包装方式不同计价方法不同。

三、调配(配方)

调配系指调剂人员根据已有审方人签字，并已交款的医师处方，准确地调配药物的操作。配方时按处方药物顺序逐味称量；需特殊处理的药物如先煎、后下、包煎、另煎等应单独包装，并注明处理方法；若调配中成药处方，则按处方规定的品名、规格、药量调配；调配人员必须精神集中，认真仔细，切勿拿错药品或称错用量；处方应逐张调配，以免混淆；急诊处方应优先调配；调剂人员应保持配方室的工作台、称量器具及用具等整齐清洁等。

总之，必须采取积极措施，保证配方质量。调配完毕，调剂员自查无误后签名盖章，交核对员核对。

四、复核包包

对照处方单，逐一核对调剂的药品(药味、剂量、特殊煎煮方式)，复核无误，将调剂药品装入药袋，并将药袋封口反折。

五、发药

核对处方与患者姓名、药物及剂数，向患者说清用法用量，之后发药给患者，以保证患者用药安全有效。

举例：

Rx(Rp)：

党参12g，白术9g，干姜6g，甘草9g，制川乌5g，山楂9g，苦杏仁6g，川贝母6g，内金9g，生龙牡各15g，枳壳9g，枣仁9g。

审方：

根据"十八反"原则，川贝母不得与制川乌同用。

如妊娠妇女使用，不得使用制川乌。

白术应付麸炒白术，苦杏仁付清炒，制川乌应付炮制品种，山楂付清炒，酸枣仁付清炒，枳壳付麸炒。生龙牡各 15g，付生龙骨 15g、生牡蛎 15g。内金即鸡内金，枣仁即酸枣仁。

制川乌用量不得超过 3g。生龙牡需先煎，苦杏仁需后下。

第九节　煎药与服药

一、煎药

煎药室中药汤剂在使用前的一种加工工序。汤剂又称汤液，是通过用煎煮或浸泡去渣取汁，将药物制成液体的剂型

(一)汤剂的类型

汤剂按其制备方法的不同可分为煮剂、煎剂、煮散、沸水泡药四种类型。

1. 煮剂

煮剂是用一定的温度和加热时间，将药物煎煮所得的液体剂型。煮剂浓度适中，具有吸收快、奏效迅速、作用强的特点，如麻黄汤等。

2. 煎剂

煎剂是将经过煎煮去渣的药液再经加热浓缩所得的液体剂型。煎剂加热时间比较长，药液浓度比较高，能使药液在体内缓慢吸收，以延长药物作用时间，如大乌头煎等。

3. 煮散

煮散是将药材粗颗粒与水共煮去渣取汁而制成的液体药剂。与汤剂相比较，具有节省药材，便于煎服等优点。近年来对中药煮散的实验研究和临床应用方面有新的发展。

4. 沸水泡药

沸水泡药是药物经过沸水浸泡去渣取得的液体剂型。以沸水泡药，频频饮之，故又称饮剂。沸水泡药加热时间较短，温度较低，药液味薄气清，擅长于清泄上焦的热邪，如泄心汤等。

(二) 汤剂的特点

（1）可根据病情变化在方剂的基础上加减化裁，灵活变通地使用药物，适应中医辨证论治、随症加减的原则。

（2）汤剂多为复方，可按照中药配伍原则，使药物之间相互促进、相互制约，从而达到增强疗效、缓和药性的目的。

（3）汤剂多为液体制剂，内服后吸收快，能迅速发挥药效，所以对人体急、慢性病均适宜。

（4）汤剂一般以水为溶媒，对人体刺激性和副作用相对较小。

（5）汤剂溶媒来源广，制备简单易行。

以上仅为汤剂的优点。

（三）汤剂的煎煮

1. 器具的选择

代表器具：砂锅，忌铁器。

2. 汤药用水和加水量及药材浸泡

汤药用水为洁净水。煎煮前须浸泡药材，花、茎、全草 20~30min，根、根茎、种子、果实 60min。

第一煎，没过药材表面 3~5cm；第二煎，没过药材表面 1~2cm。

3. 火候和时间

不同类型汤剂的火候及时间如表 2-6 所示。

表 2-6　不同类型汤剂火候及时间

汤剂类型	煎药时间/min		煎药火候
	第一煎	第二煎	
解表药	10~20	10~15	武火速煎
一般药	20~25	15~20	文武交替
滋补调理药	30~35	20~25	先武后文

（四）需要特殊处理的药物

1. 先煎

（1）对矿物药物等质坚硬的药物，如：生石膏、生磁石、代赭石、生牡蛎、生石决明、生瓦楞子、龙骨、龙齿、生紫贝齿。

（2）有毒的，如：乌头、附子。

2. 后下

（1）气芳香，含挥发油，如：薄荷、藿香、豆蔻、香薷、砂仁、紫苏叶、佩兰、青蒿、苦杏仁。

（2）久煎易被破坏的，如：钩藤、大黄、苦杏仁。

3. 包煎

（1）花粉类、细小种子类、细粉类，如：蒲黄、葶苈子、车前子、菟丝子、六一散、黛蛤散、益元散、马勃、青黛。

（2）含淀粉、黏液，如：车前子。

（3）含绒毛，如：旋覆花。

4. 煎汤代水

取汤做媒，如：葫芦壳。

5. 烊化

先煎他药，再将此药投入他药滤出液，溶化，如：生阿胶块。

6. 另煎

贵重中药单煎取汁，再将药渣并群药合煎，混合后分服，如：人参、西洋参、羚羊角、虫草。

7. 冲服

研粉冲服，如：珍珠、三七粉、牛黄、麝香、羚羊角粉、朱砂。

8. 兑入冲服

针对液体中药，将他药煎后取汁，兑服此药，如：竹沥、黄酒、阿胶、生阿胶、蜂蜜等胶类。

9. 临时捣碎

调剂员工作。为使有效成分易煎出来，如砂仁、豆蔻。

二、服药

（一）服药温度

一般均宜温服。呕吐病人或中毒病人可冷服。解表药、驱寒药热服。恶心、呕吐病人可先嚼一片生姜或橘皮。

（二）服药时间

（1）滋补药：饭后服。

（2）慢性病：定时服。

（3）解表药：趁热服。

（4）对胃肠有刺激的：饭后立即服。

（5）驱虫、攻下：空腹服。

（6）安神药：睡前服。

（7）治疟药：发作前 2~3h 服。

（8）特殊方剂遵医嘱。

（三）服药剂量：见第十节所述。

（四）服药时的饮食禁忌

（1）患者服药时应少食豆、肉、生、冷、碍消化的食物。

（2）热性病患者禁服或少服酒、辣、鱼、肉。

（3）服用解表、透疹药的患者应少食生、冷、酸。

（4）服用温补药患者应少饮茶、萝卜。

第十节　中药用量

一、中药用量原则

（一）药物的性质与用药关系

如毒性中药，从少量开始，一般不超过极量。质轻，有效成分易于溶出的中药，用量不宜过大。反之，芳香走散，用量宜小。厚味滋腻，宜大。鲜药，可大量。大甘寒，不宜大量长时服用。

（二）剂型．配伍与用量的关系

汤剂大于丸散剂，复方应用大于单方应用。

（三）年龄、体质、病情与用量的关系

成人、健康体格强实者可大量，老幼弱患者酌情减量。

二、中药用量规律

一般药 3~9g。质轻药 15~45g。质重药 9~45g。有毒药 0.03~0.6g。贵重药 0.3~1g。

三、中药的剂量

1 斤 = 500g；1 两 = 50g。

章节习题

一、单项选择题

1. 处方中出现棱术是指(　　)。
   A. 三棱、苍术　　　　　B. 三棱、白术　　　　C. 三棱、莪术
   D. 茯苓、白术　　　　　E. 茯苓、苍术

2. 煎药时，如出现煎煳现象，则应(　　)。
   A. 加水重煎　　　　　　　　　　　B. 另取饮片重新煎煮
   C. 将煳的药物除去，加水重煎　　　D. 另取饮片，加入未煳药物加水重煎
   E. 药液可继续服用，不影响疗效

3. 处方直接写药名，不需调配清炒品的(　　)。
   A. 白术　　　　　　　　B. 紫苏子　　　　　　C. 谷芽
   D. 苍耳子　　　　　　　E. 牛蒡子

4. 处方直接写药名，不需调配炭制品的(　　)。
   A. 干漆　　　　　　　　B. 蔓荆子　　　　　　C. 炮姜
   D. 侧柏叶　　　　　　　E. 地榆

5. 对戥属于下列哪项范畴(　　)。
   A. 调配　　　　　　　　B. 发药　　　　　　　C. 审方
   D. 复核　　　　　　　　E. 计价

6. 一方多剂时，每一剂的重量误差应控制在(　　)。
   A. ±1%　　　　　　　　B. ±3%　　　　　　　C. ±5%
   D. ±10%　　　　　　　E. ±15%

7. 服人参时若同时食白萝卜可以出现(　　)。
   A. 加重病情　　　　　　　　　　　B. 引发过敏
   C. 增强人参补气作用　　　　　　　D. 减低人参补气作用
   E. 药效互补

8. 常山不宜与下列哪种食物同服(　　)。
   A. 葱　　　　　　　　　B. 醋　　　　　　　　C. 苋菜
   D. 白萝卜　　　　　　　E. 蜂蜜

9. 熬膏外敷的毒性中药主要有(　　)。
   A. 生附子　　　　　　　B. 轻粉　　　　　　　C. 生狼毒
   D. 斑蝥　　　　　　　　E. 生天南星

10. 下面哪个药材为毒性药(　　)。
    A. 藜芦　　　　　　　　B. 生地黄　　　　　　C. 牵牛子
    D. 密陀僧　　　　　　　E. 天仙子

11. 服药期间，忌食生冷、豆类及牛羊肉的毒性中药为(　　)。
    A. 洋金花　　　　　　　B. 生川乌　　　　　　C. 天仙子

    D. 雪上一枝蒿   E. 蟾酥

12. 外用时不宜大面积用的是(　　　)。

    A. 生白附子   B. 红粉   C. 斑蝥

    D. 青娘虫   E. 砒石

13. 不可内服的中药是(　　　)。

    A. 白降丹   B. 洋金花   C. 生甘遂

    D. 朱砂   E. 砒霜

14. 毒性中药是指(　　　)。

    A. 作用剧烈的中药   B. 不良反应大的中药

    C. 可成瘾的中药   D. 有刺激性的中药

    E. 毒性剧烈，治疗量与中毒量相近，使用不当会致人中毒或死亡的中药

15. 鼻用喷雾剂喷药后，应采取下列哪种姿势(　　　)。

    A. 仰卧 10s 后坐直

    B. 将头尽力向前倾，置于两膝之间，10s 后坐直

    C. 取端坐位，10s 后仰卧

    D. 取侧卧位，10s 后坐直

    E. 将头尽力向后仰，10s 后侧卧

16. 同时应用 2 种滴眼液时应(　　　)。

    A. 同时滴入   B. 第 2 种药间隔 2min 后再滴

    C. 第 2 种药间隔 10s 后再滴   D. 第 2 种药间隔 10min 后再滴

    E. 第 2 种药间隔 30min 后再滴

17. 滋补药物宜(　　　)。

    A. 饭前服用   B. 饭中服用   C. 饭后服用

    D. 清晨服用   E. 随时服用

18. 下列为妊娠禁用药的是(　　　)。

    A. 茯苓   B. 白术   C. 甘草

    D. 人参   E. 三棱

19. 人参不宜与何药同服(　　　)。

    A. 甘草   B. 川乌   C. 芫花

    D. 五灵脂   E. 海藻

20. 下列哪种药为妊娠禁忌用药(　　　)。

    A. 芒硝   B. 丹皮   C. 瞿麦

    D. 冬葵子   E. 牛膝

21. 为相反配伍的药物是(　　　)。

    A. 大戟与乌头   B. 芫花与海藻   C. 乌头与半夏

    D. 贝母与瓜蒌   E. 丹参与芍药

22. 下列饮片需醋炙的是(　　　)。

    A. 干漆　　　　　　　B. 延胡索　　　　　　C. 瓦楞子

    D. 益智仁　　　　　　E. 马兜铃

23. 洋故纸的处方应付是(　　　)。

    A. 破故纸　　　　　　B. 肉果　　　　　　　C. 木蝴蝶

    D. 蛇蜕　　　　　　　E. 补骨脂

24. 白蒺藜的处方应付是(　　　)。

    A. 刺蒺藜　　　　　　B. 潼蒺藜　　　　　　C. 亚麻子

    D. 大力子　　　　　　E. 沙苑子

25. 潼蒺藜的处方应付是(　　　)。

    A. 刺蒺藜　　　　　　B. 肉果　　　　　　　C. 沙苑子

    D. 蛇蜕　　　　　　　E. 补骨脂

26. 中药应用中，属于配伍禁忌的是(　　　)。

    A. 人参与石脂　　　　B. 官桂与五灵脂　　　C. 三棱与郁金

    D. 丁香与郁金　　　　E. 官桂与丁香

27. 海螵蛸的别名是(　　　)。

    A. 桑螵蛸　　　　　　B. 乌贼　　　　　　　C. 乌贼骨

    D. 墨斗鱼　　　　　　E. 海蛤壳

28. 破故纸的处方应付是(　　　)。

    A. 天花粉　　　　　　B. 木蝴蝶　　　　　　C. 洋故纸

    D. 补骨脂　　　　　　E. 蛇蜕

29. 焦四仙的组成(　　　)。

    A. 焦神曲，焦稻芽，焦麦芽，焦山楂　　　B. 焦槟榔，焦稻芽，焦麦芽，焦山楂

    C. 焦神曲，焦谷芽，焦槟榔，焦山楂　　　D. 焦神曲，焦麦芽，焦槟榔，焦山楂

    E. 焦神曲，焦栀子，焦槟榔，焦麦芽

30. 荆防的处方应付为(　　　)。

    A. 荆芥、防己　　　　B. 荆芥穗、防己　　　C. 荆芥穗、防风

    D. 荆芥炭、防风　　　E. 荆芥、防风

31. 下列中药处方中马蹄明子的正名是

    A. 石决明　　　　　　B. 草决明　　　　　　C. 决明子

    D. 茺蔚子　　　　　　E. 萝卜子

32. 下列中药处方中不属于正名的是(　　　)。

    A. 重楼　　　　　　　B. 木蝴蝶　　　　　　C. 西红花

    D. 白果　　　　　　　E. 坤草

33. 附子为降低毒性应先煎(　　　)。

    A. 15min　　　　　　B. 30min　　　　　　C. 30min～1h

    D. 1～1.5h　　　　　E. 1～2h

34. 根据斗谱编排准则，陈皮应与何药放于一个斗中(　　　)。

    A. 麻黄   B. 红花   C. 当归

    D. 青皮   E. 川芎

35. 先煎的饮片，应经武火煮沸后文火再煮多长时间才能与其他药物合并煎煮(　　)。

    A. 5~15min   B. 10~20min   C. 15~25min

    D. 25~35min   E. 2h

36. 在药斗中党参和黄芪多放于一斗中，是根据(　　)。

    A. 经常在配伍中同用的药物，多同放于一个斗中

    B. 同一药物的不同炮制品，常放于一个斗中

    C. 药物功能相似的多放于一个斗中

    D. 按处方常用的"药对"药物排列

    E. 形状相似的药物放于一个斗中

37. 下面对饮片煎服描述不正确的是(　　)。

    A. 沉香应包煎   B. 阿胶应烊化

    C. 人参应另煎 30min   D. 生赭石应打碎先煎 20min

    E. 附子应先煎 1~2h 后，再煎煮他药

38. 药物后下的目的是(　　)。

    A. 省时   B. 避免黏糊锅底

    C. 减少药物成分散失   D. 提高药物煎煮效率

    E. 使药物难溶性成分充分煎出

39. 浸泡饮片时，一般水量应高于药面(　　)。

    A. 1~2cm   B. 2~3cm   C. 3~4cm

    D. 3~5cm   E. 4~5cm

40. 煎药前，浸泡饮片的时间应为(　　)。

    A. 10~15min   B. 15~20min   C. 20~25min

    D. 20~30min   E. 30~40min

41. 中药煎煮后每次煎液量为(　　)。

    A. 250~300mL   B. 150~200mL   C. 200~250mL

    D. 100~150mL   E. 50~100mL

42. 下列药物中需要临时捣碎的是(　　)。

    A. 大风子   B. 土鳖虫   C. 山药

    D. 磁石   E. 细辛

43. 发药时，发药人员应首先(　　)。

    A. 耐心向患者说明方药的用法   B. 检查药品包扎是否牢固

    C. 检查取药号码是否捆于药包之   D. 解答药品疗效．价格等方面的咨询

    E. 核对取药凭证，问清患者姓名、药剂帖数等以防错发

44. 下列哪一项不属于复核的内容(　　)。

    A. 审查称好的药品剂量是否与处方用量有差距

B. 审查需特殊处理的药品是否单包并注明用法

C. 审查药品质量

D. 审查调配好的药品是否与处方所开药味及剂数相符

E. 复核检查无误后，即可包装药品

二、配伍选择题

1. 中药服药禁忌包括：

A. 妊娠禁忌　　　　　B. 配伍禁忌　　　　　C. 饮食禁忌

D. 不良反应　　　　　E. 药源性疾病

（1）服药期间忌食生冷、油腻的食物指的是（　　　）。

（2）具有损害胎儿生长发育或有致畸作用的中药应为（　　　）。

（3）十八反属（　　　）。

（4）疮疡及某些皮肤病用药期间忌食鱼虾属于（　　　）。

2. 毒性中药使用剂量：

A. 3～9g　　　　　　B. 0.05～0.1g　　　　　C. 0.3～0.6g

D. 0.03～0.06g　　　E. 0.015～0.03g

（1）生半夏的用量是（　　　）。

（2）斑蝥的用量是（　　　）。

（3）生马钱子的用量是（　　　）。

（4）蟾酥的用量是（　　　）。

（5）雄黄的用量是（　　　）。

3. 中药外用药常用药引：

A. 白酒　　　　　　　B. 醋　　　　　　　　C. 花椒油

D. 茶水　　　　　　　E. 蛋清

（1）治疗跌打损伤的七厘散外敷用（　　　）。

（2）外敷武力拔寒散需用（　　　）。

（3）外敷四圣散需用（　　　）。

（4）外敷如意金黄散需用（　　　）。

（5）外敷紫金锭需用（　　　）。

4. 中药内服药常用药引：

A. 清茶　　　　　　　B. 淡盐水　　　　　　C. 焦三仙汤

D. 米汤　　　　　　　E. 姜汤

（1）藿香正气丸的药引子是（　　　）。

（2）六味地黄丸的药引子是（　　　）。

（3）川芎茶调散的药引子是（　　　）。

（4）更衣丸的药引子是（　　　）。

5. 中药助药效送服饮剂：

A. 黄酒　　　　　　　B. 鲜芦根汤　　　　　C. 焦三仙汤

D. 米汤　　　　　　　E. 姜汤

(1) 服用银翘解毒丸用(　　)。

(2) 服用七厘散时可用(　　)。

(3) 送服至宝锭用(　　)。

(4) 送服四神丸用(　　)。

6. 中药药性与病性关系：

A. 热服　　　　　　B. 冷服　　　　　　C. 空腹服

D. 饭后服　　　　　E. 饭前服

(1) 热性病者宜(　　)。

(2) 泻下药宜(　　)。

(3) 健胃药宜(　　)。

(4) 滋补药宜(　　)。

7. 中药配伍禁忌：

A. 郁金　　　　　　B. 藜芦　　　　　　C. 甘遂

D. 草乌　　　　　　E. 三棱

(1) 不宜与丁香同用的药物是(　　)。

(2) 不宜与甘草同用的药物是(　　)。

(3) 不宜与芒硝同用的药物是(　　)。

8. 中药用药禁忌：

A. 郁金　　　　　　B. 藜芦　　　　　　C. 甘遂

D. 草乌　　　　　　E. 三棱

(1) 不属于妊娠禁忌用药的是(　　)。

(2) 不宜与细辛同用的药物是(　　)。

(3) 不宜与天花粉同用的药物是(　　)。

9. 中药配伍禁忌十九畏：

A. 赤石脂　　　　　B. 狼毒　　　　　　C. 牵牛子

D. 五灵脂　　　　　E. 附子

(1) 不宜与官桂同用的是(　　)。

(2) 不宜与密陀僧同用的是(　　)。

(3) 不宜与白芨同用的是(　　)。

(4) 不宜与人参同用的是(　　)。

(5) 属于妊娠禁忌用药的是(　　)。

10. 中药调剂的给付品：

A. 煅制品　　　　　B. 烫制品　　　　　C. 炭制品

D. 清炒品　　　　　E. 炮制品

(1) 处方写瓦楞子需调配(　　)。

(2) 处方写牛蒡子需调配(　　)。

　　（3）处方写何首乌需调配（　　　）。

　　（4）处方写干漆需调配（　　　）。

11. 中药调剂的给付品：

　　A. 煅制品　　　　　　B. 烫制品　　　　　　C. 炭制品

　　D. 清炒品　　　　　　E. 炮制品

　　（1）处方写白芥子需调配（　　　）。

　　（2）处方写草乌需调配（　　　）。

　　（3）处方写穿山甲需调配（　　　）。

　　（4）处方写地榆需调配（　　　）。

　　（5）处方写白芥子需调配（　　　）。

12. 中药的相应别名：

　　A. 醒头草　　　　　　B. 莎草根　　　　　　C. 地血

　　D. 七叶一枝花　　　　E. 国老

　　（1）茜草的别名（　　　）。

　　（2）甘草的别名（　　　）。

　　（3）佩兰的别名（　　　）。

　　（4）香附的别名（　　　）。

13. 中药常用药别名：

　　A. 白参　　　　　　　B. 紫参　　　　　　　C. 岩风

　　D. 山葱　　　　　　　E. 龙衣

　　（1）蛇蜕的别名（　　　）。

　　（2）藜芦的别名（　　　）。

　　（3）拳参的别名（　　　）。

　　（4）前胡的别名（　　　）。

　　（5）南沙参的别名（　　　）。

14. 中药常用药别名：

　　A. 将军　　　　　　　B. 淡大芸　　　　　　C. 仙灵脾

　　D. 天花粉　　　　　　E. 云故纸

　　（1）淫羊藿的别名（　　　）。

　　（2）大黄的别名（　　　）。

　　（3）肉苁蓉的别名（　　　）。

　　（4）木蝴蝶的别名（　　　）。

15. 处方名意义：

　　A. 反映中药的炮制要求　　　　　　　　　B. 反映中药的产地要求

　　C. 反映中药的色 . 味　　　　　　　　　　D. 反映中药的采时 . 新陈

　　E. 反映中药的品质要求

　　（1）处方中书写九孔决明是（　　　）。

（2）处方中书写江枳壳是（　　）。

（3）处方中书写绵茵陈是（　　）。

（4）处方中书写炒山药是（　　）。

16. 中药处方名意义：

    A. 反映中药的炮制要求　　　　　　B. 反映中药的产地要求

    C. 反映中药的色、味　　　　　　　D. 反映中药的采时、新陈

    E. 反映中药的品质要求

（1）处方中书写明天麻是（　　）。

（2）处方中书写怀山药是（　　）。

（3）处方中书写鲜芦根是（　　）。

（4）处方中书写紫丹参是（　　）。

17. 中药煎剂特殊煎煮方法（　）

    A. 另煎　　　　　　B. 烊化后冲服　　　　C. 不宜久煎

    D. 与其他药同煎　　E. 对服

（1）羚羊角入煎剂时应（　　）。

（2）天麻入煎剂时应（　　）。

（3）竹沥水入煎剂时应（　　）。

（4）钩藤入煎剂时应（　　）。

18. 中药煎剂特殊煎煮方法（　）

    A. 先煎　　　　　　B. 后下　　　　　　C. 包煎

    D. 冲服　　　　　　E. 烊化

（1）薄荷在煎服时应（　　）。

（2）海金沙在煎服时应（　　）。

（3）生瓦楞子在煎服时应（　　）。

（4）鹿角霜在煎服时应（　　）。

（5）三七粉在煎服时应（　　）。

第三章 中药的贮藏与养护

第一节 中药的质量变异现象

中药(包括中药材、中药饮片及中成药)品质的好坏跟贮存保管密切相关。如果贮存保管不当，中药产生不同的变质现象，从而直接影响中药的质量和疗效。

一、中药材和中药饮片贮藏中常见的质量变质现象

1. 虫蛀

虫蛀，是指中药饮片被成虫蛀蚀的现象。虫蛀中药饮片大多数先危害表面，继而深入内部为害，有的则在中药饮片表面产卵，卵孵化为幼虫后，幼虫在内部为害。

蛀虫对中药饮片的危害通常表现以下三个方面：

(1) 消耗药品，造成浪费 蛀虫将中药饮片蛀蚀成空洞，严重时内部蛀空，使药材重量减少、有较成分丧失，降低或失去治疗作用。

(2) 污染药品，传播疾病 蛀虫蛀蚀药品时，积聚大量的粪便、分泌物、虫尸、微生物并排泄大量的水分，可导致药品在短期内发热、发霉变质，对人体健康造成危害。

(3) 易引起进一步变质 中药饮片被虫蛀后，有些品种易走油(如当归、党参)而引起进一步变质。

中药饮片性质与虫蛀的关系：

(1) 药物的成分 一般含多量淀粉(白芷、山药、芡实等)、含糖粉高(党参、枸杞、大枣等)、含蛋白质多(乌梢蛇、土元、九香虫等)、含脂肪油大(苦杏仁、柏子仁、郁李仁等)的药物易虫蛀。

而含辛辣、苦味成分(细辛、花椒、干姜、黄柏、黄连等)一般不易虫蛀。

(2) 药物的质地 质地柔润的药物(红参、地黄、党参)在潮湿状况容易

生虫，而质地坚硬致密的药物(桂枝、赭石、石决明)不易生虫。

（3）药物的完整度　原药材外表面有保护组织(木栓、角质、茸毛等)害虫不易侵入。

易虫蛀的药材详见表3-1所示。

表3-1　易虫蛀药材

类别	药材名称
根及根茎类药材	易生虫的有独活、白芷、防风、川芎、藁本、泽泻、藕节、川乌、草乌、前胡、南沙参、莪术、山药、黄芪、当归、党参、板蓝根、苎麻根、白附子、贝母、天南星、半夏、郁金、甘草、桔梗、天花粉、防己、明党参、姜、仙茅、北沙参、白蔹等。一般的有甘遂、射干、巴戟天、北柴胡、山豆根、光慈姑、何首乌、地榆、乌药、节菖蒲、三棱、升麻等
藤木皮类药材	易生虫的有鸡血藤、海风藤、青风藤、桑白皮等；一般的有黄柏、椿皮、寄生、桂枝等
花类药材	款冬花、菊花、金银花、凌霄花、闹羊花、芫花、蒲黄等
果实及种子类药材	金樱子、川楝子、无花果、猪牙皂、红豆蔻、预知子、麦芽、谷芽、浮小麦、胖大海；枸杞子、瓜蒌、芡实、薏苡仁、莲子、佛手、香橼、槐角、橘红、陈皮、山楂、枳实、枳壳、娑罗子、酸枣仁、木瓜、白扁豆等
动物类药材	乌梢蛇、土鳖虫、蛤蚧、穿山甲、地龙、斑蝥、蕲蛇、蟾酥等、刺猬皮、鹿筋、鸡内金、海马等
藻菌类药材	冬虫夏草、茯苓、灵芝、银耳等

2. 发霉

发霉，又称霉变。是指中药饮片受潮后在适宜温度条件下在其表面或内部寄生的霉菌大量繁殖所致的变质现象。对饮片贮藏危害最大。我国地处温带，特别是长江以南地区，夏季炎热、潮湿，饮片最易发霉。开始时可见许多白色毛状、线状、网状物或斑点，继而萌发成黄色或绿色的菌丝，这些菌逐渐分泌酵素，溶蚀药材组织，使很多有机物分解，饮片腐烂变质、气味走失，而且有效成分也遭到很大的破坏，以致不能药用，如车前草、马齿苋、独活、紫菀等。详见表3-2所示。

表3-2　易发霉药材

类别	药材名称
根及根茎类药材	最易发霉的有牛膝、天冬、玉竹、黄精、麦冬、百部、白术、薤白、甘草、当归、秦艽、黑顺片、白附片、紫菀；较易发霉的有知母、苍术、木香、商陆、葛根、山柰、夜交藤、黄芩、远志、白茅根、白及等

续表

类别	药材名称
果实种子类药材	最易泛油及发霉的有柏子仁、胡桃仁、龙眼肉、使君子、橘络、郁李仁、杏仁、桃仁、五味子；一般泛油及发霉的有火麻仁、芝麻、巴豆、千金子、薏仁、天仙子、榧子、白果、女贞子、母丁香、桑椹子、橘核、栀子、青皮等
花类药材	易发霉的有金银花、菊花、款冬花、槐花(变色)、洋金花、厚朴花等
全草及叶子类药材	较易发霉的有马齿苋、大小蓟、鹅不食草、大青叶、薄荷、佩兰、枇杷叶、人参叶、车前草、扁蓄、蒲公英、桑叶(生虫)等
皮藤木类药材	易发霉的有白鲜皮、桑寄生、椿白皮、苦楝皮、鸡血藤、首乌藤(生虫)、桑白皮、川槿皮等
动物类药材	易发霉的有九香虫、刺猬皮、狗肾、壁虎(易泛油)、土鳖虫、蕲蛇、乌梢蛇、地龙、鹿鞭、鹿筋、蛤蚧、紫河车、干蟾皮等

3. 泛油

泛油，习称"走油"。是指因中药饮片中所含挥发油、油脂、糖类等，在受热或受潮时其表面返软、发黏、颜色变浑、呈现油状物质并发出油败气味的现象。饮片泛油是一种酸败变质现象，影响疗效，甚至可产生不良反应。

含油脂多的中药饮片，常因受热而使其内部油脂易于溢出表面而造成走油现象。一般可以分为两种，一种含植物油脂多的中药出现内外色泽严重加深，油质渗透外表，具有油哈气，如柏子仁、桃仁、杏仁、炒苏子、当归、丁香、炒酸枣仁、炒莱菔子等；另一种是动物类中药躯体易残，色泽加深，外表呈油样物质，酸败气味强烈，如刺猥皮、九香虫。

含糖量多的中药，常因受潮而造成返软而"走油"，如牛膝、麦冬、天冬、熟地、黄精等。

含黏液质多的中药质地变软，外表发黏，内色加深，但无油哈气，如天冬、党参等。

4. 变色

各种药材都有固定的色泽，色泽是中药饮片外表美观的标志，也是药材品质的标志之一。如药材储存不当，可使色泽改变。

中药在采收、加工、贮藏过程中，由于受到温度、湿度、空气、日光、霉变、化学药剂的影响而引起中药饮片自身原有色泽的变化，如由浅变深或由鲜变暗等色泽改变现象称为变色。

由于保管不善有些药物颜色由浅变深，如泽泻、白芷、山药、天花粉等由白色变为黄色；有些药物由鲜艳变暗淡，如花类药红花、菊花、金银花、腊梅花、月季花、山茶花等色泽鲜艳的中药饮片。因此，色泽的变化不仅改变饮片的外观，而且也影响药物的内在质量。

5. 气味散失

气味散失，是指中药饮片固有的气味在外界因素（温度、空气）的影响下，或贮藏日久气味散失或变淡薄。药物固有的气味，是由其所含的各种成分决定的，这些成分大多是治病的主要物质，如果气味散失或变淡薄，就会使药性受到影响，从而影响药效。药物发霉、泛油、变色，均能使药物气味散失；含挥发油的药物，如肉桂、沉香等，由于受温度和空气等影响，也会逐渐失去油润而干枯，以致气味散失；豆蔻、砂仁粉碎后气味会逐渐挥发散失。

6. 风化

风化，是指某些含结晶水的盐类药物，经与干燥空气接触，日久逐渐失去结晶水，变为非结晶状的无水物质，从而变为粉末状，其质量和药性也随之发生了改变。如胆矾、硼砂、芒硝、月石等。

7. 潮解

潮解，习称反潮、回潮，是指固体饮片吸收潮湿空气中的水分，其表面慢慢湿润并溶化成液体状态的现象。如青盐、咸秋石、芒硝等药物，这些饮片一旦变质后更难贮藏。

8. 黏连

黏连，是指有些固体饮片，因受热或吸潮发黏而连结在一起，使原来形态发生改变的现象，如熔点低遇热发黏而黏结在一起的有芦荟、没药、阿胶、乳香等；含糖分高吸潮后黏结在一起的有鹿角胶、龟甲胶、儿茶等。

9. 腐烂

腐烂，是指某些新鲜的中药饮片，在适宜温湿度条件下，空气中的微生物在药材表面大量繁殖从而导致中药饮片腐烂败坏的现象，如鲜生姜、鲜生地、鲜芦根、鲜石斛等。中药饮片一经腐烂，即不能再入药。

二、中成药贮藏中常见的质量变质现象

中成药是按照处方加工成各种剂型的药物，由于保管不当也会发生变质，中成药的变质往往与剂型有关。常见的变质现象有虫蛀、霉变、酸败、挥发、沉淀等。

1. 虫蛀

易虫蛀的常见剂型有蜜丸、水丸、散剂等。

2. 霉变

易霉变的常见剂型有蜜丸、膏剂、片剂等。

3. 酸败

易酸败的常见剂型有合剂、酒剂、煎膏剂、糖浆剂、软膏剂等。

4. 挥发

易挥发的常见剂型有芳香水剂、酊剂等。

5. 沉淀

易沉淀的常见剂型有酒剂、口服液、注射液等。

第二节　影响中药变质现象的因素

影响中药变质的因素主要有两个方面：中药自身的因素和自然环境因素。

一、自身因素

自身因素：即内在因素，内在因素又称"基原因素"，是指中药材本身所含的成分，因受自然界的影响而引起变异，导致其质量变化。

1. 水分

任何一种中药都含有一定量的水分，它是中药的重要成分之一。中药中水分含量过高或过低都会发生质量变化。当水分含量过大时，中药易发生虫蛀、霉变、潮解、粘连等变质现象；当水分含量过低时，又易发生风化、气味散失、干裂、脆化、变形，而且重量也要发生变化，加大中药的损耗。

2. 淀粉

含淀粉的药物容易吸收空气中的水分，当表面水分增加时，霉菌就容易寄生繁殖而导致发霉；淀粉也是一种适合蛀虫的营养食料，因此含淀粉的药物容易发生虫蛀。

3. 黏液质

黏液质是一种近似树胶的多糖类物质，存在于植物细胞中，遇水后会膨胀发热而引起发酵，如麦冬、枸杞子、黄精等，同时又是微生物、虫卵的营养基质，所以这类药物易发霉生虫。

4. 油脂

油脂是脂肪油和脂肪的总称，分植物性油脂和动物性油脂两大类。含植物性油脂的药物如长时间与空气、日光、湿气等接触，会发生水解和氧化作用而逐渐产生异味，如桃仁、使君子仁等。含动物性油脂的药物可因微生物的作用，这时除了气味特殊外，因其游离脂肪酸增多，使油脂呈酸性反应，发生油脂的酸败，如刺猬皮、狗肾等。

5. 挥发油

挥发油在植物药材中分布较广，在伞形科、唇形科、樟科、姜科等植物中含量都很丰富，如当归、白芷、薄荷、肉桂等。含挥发油的药物长期与空气接触，随着油分的挥发其气味也随之减退，且温度越高，挥发越快。

6. 色素

一般药物都含有不同的色素，特别是花类药物。有些色素很不稳定，受到日光、空气等影响而遭到破坏，受潮后也易发霉变色，如月季花、玫瑰花、莲须等。

二、环境因素

环境因素：即又称外在因素，是导致中药变异的自然因素，直接或间接影响其质量。

1. 温度

药物在25℃以下的常温情况下，一般比较稳定。

当温度升高，害虫和霉菌容易滋生繁殖，使药材饮片容易生虫、霉变。

当温度在35℃以上时，会促使药材的水分蒸发，以致含水量降低；同时加速氧化、降解等化学反应，促使化学成分迅速变化；挥发油的挥发也会加快，使芳香气味减弱或消失；含糖及黏液质的饮片容易发霉、生虫、变质；含油脂成分的饮片易引起外表湿润；胶类及树脂饮片容易变软而黏结成块。

当温度过低，低于冰点时，对某些新鲜的药物如鲜石斛、鲜芦根，或某些含水量较多的药物产生有害的影响。

2. 湿度

湿度是指空气中含有水蒸气量的程度，也就是空气的潮湿程度，湿度过高能直接引起中药潮解、溶化、糖质分解、霉变等各种变化。

一般炮制品的绝对含水量应控制在7%～13%，贮存环境的相对湿度应控制在35%～75%。

3. 日光

日光对某些药材的色素有破坏作用而导致变色，所以红色和绿色或有显著颜色的药物不宜在日光下久晒，否则就会变色。直接日光照射，能促使药物温度增高，发生变化，如含挥发油的饮片当归、丁香、川芎等易发生气味散失、泛油。

但紫外线和热能，能杀灭霉菌并能使过多的水分蒸发，起到散潮防霉的作用。

4. 空气

空气中含多种成分，其中以氧最易与药材产生氧化反应。维生素类易氧化，挥发油受到氧的作用易引起树脂化，脂肪油特别是干性油中的不饱和物容易氧化而结成块状，含有不饱和成分的油脂在一般接触空气的环境中能缓慢发生氧化酸败的现象，若受热或日晒则迅速变质。

5. 霉菌和虫害

霉菌和虫害对中药的破坏最常发生，也最为严重。其它影响因素控制得当，霉菌和虫害的危害也可得到克服。

6. 贮藏时间

贮存时间过长，有些中药会发生质变，虽不会发生某种明显的质变，但会出现品质降低，甚至失效，因此，国家药品经营质量管理规范规定（GSP），产品要做到先产先出，先进先出，近效期先出的原则。

第三节　中药的贮藏与养护

中药贮藏养护是研究中药保管与养护的一门综合性技术。现代中药养护是以预防为主，近年来还进一步研究如何防止中药在贮藏养护过程中毒物的濡染，以符合 21 世纪无残毒、无公害绿色中药的要求。

一、传统养护技术

1. 清洁养护法

搞好中药与仓库的清洁卫生，是防止仓虫入侵的最基本和最有效的方法，是一切防治工作的基础。适当的改造维修仓库，使仓库内壁、地坪、仓顶平整光洁，以达到隔湿、防潮、防鼠，既通风又密闭的储存环境能保证药材贮存不致变质。

2. 除湿养护法

除湿养护法亦称为干燥养护发，可以除去中药中过多的水分，同时可杀死霉菌、害虫及虫卵，起到防止虫、霉，久贮不变质的效果。常用的干燥方法有晒、晾、烘等。

1）曝晒法

利用太阳光的热使药材散去水分而干燥，同时又利用其紫外线杀死霉菌及虫卵，因此，曝晒可达到防霉、杀虫的双重目的。

凡曝晒不影响质量的药材，可在日光下直晒，亦称为阳干法。

2）摊晾法

摊晾也称阴干法，即将中药置于室内或阴凉处所，借助温热空气的流动，吹去水分而使其干燥，适用于芳香性叶类、花类、果皮类药物。因为这些药材若用曝晒法会使挥发油损失，或引起质地龟裂、走油、变色等。

例如陈皮，水分多时易霉烂，水分少则易干脆而损耗增加，如置于烈日下曝晒则干枯变色，因此只能用手拆包摊晾的方法。又如枣仁、知母、柏子仁、苦杏仁、火麻仁等药材，不宜曝晒，可放于日光不太强的处所或通风阴凉处摊晾，以免走油降低质量。

3）高温烘燥法

对含水量过高的中药，采用加热增温的方法去除水分，所用方法有：火盆烘干、烘箱(烘房)烘干与干燥机烘干三种。

这种加热干燥的方法适用于大多数药材，由于它效率高、省劳力、省费用，不受天气的限制等优点，目前各药材仓库均有此项设备。

此外，加热干燥时温度可以任意掌握，不致影响药材质量，还能收到杀虫驱霉之效，因此是一种很常用的方法。

4）石灰干燥法

容易变色，价值贵重，质量娇嫩，容易走油、溢糖而生霉虫蛀，回潮后不宜曝晒或烘干的中药品种如人参、枸杞子、鹿茸等，可采用石灰箱、石灰缸或石灰吸潮袋的干燥法。

如白糖参经曝晒或火烘后，内含的白糖即溶解外溢，有损质量；怀牛膝曝晒易脆断变色，采用石灰箱吸潮较为适合。所放石灰约占灰缸容量高度的1/5~1/6。

5）木炭干燥法(惰性物质)

特点：①木炭是惰性物质，不与任何药材发生作用，又无臭气，不窜味；同时吸湿性好，吸湿速度缓慢，不会使药材干脆或改变原有的特色。

②使用方便，可在保管和运输中使用。

③木炭价格低廉；重复使用，木炭吸湿饱和后，取出烘干或曝晒后可重复使用。

方法：先将木炭烘干(1月烘干1次)，然后用皮纸包好，夹置于易潮易霉的中药内，可以吸收侵入的水分而防虫防霉。

3. 密封养护法

采用密封法养护药材是减少或不受自然因素影响，避免害虫、微生物侵入或发生的有效方法之一。在密闭条件下，药材自身、微生物及仓虫休眠的呼吸逐渐消耗环境中的氧气，使二氧化碳含量增高，隔阻外界湿气的进入，同时有避光和降温的作用，从而能有效地防治仓虫，保证药材的品质。传统的密封方法有缸、罐、坛、瓶、箱等用泥或蜡封口；现代技术密封如果量小的用塑料薄膜袋，量大的用密封库，以适应药材贮存的需要，可取得较好的养护效果。

4. 低温养护法

采用低温（0~10℃）贮存中药，可以有效地防止不宜烘、晾中药的生虫、发霉、变色等变质现象。由于低温冷藏法成本比较高，主要适用于有些贵重药材如人参、蛤蟆油等。

5. 高温养护法

中药蛀虫对高温的抵抗力均很差，因此采用高温贮存中药饮片，可有效地防止虫害的侵袭。贮藏温度高于40℃，蛀虫就停止发育、繁殖，当温度高于50℃时，蛀虫将在短时间内死亡。但需注意，含挥发油的中药烘烤时烘烤温度不宜超过60℃，以免影响中药质量。

6. 对抗贮存法

对抗法是传统的驱虫方法之一，它采用两种或两种以上药物同贮，相互克制以达到防止生虫、霉变、走油的目的。

（1）防虫：①樟脑防虫，适于蕲蛇、蜈蚣等；②山苍子防虫，可除去黄油霉菌素，适用于龟板、鳖甲及蛇类；③花椒防虫适用于有腥味的肉质蛇类；④白酒防虫适用于瓜蒌、冬虫夏草等。

（2）防霉、防走油：如植物子仁易走油、发霉，若与滑石块或明矾同储则可免之。贵重药饮片如冬虫夏草、鹿茸等，均可采用喷洒少量95%药用乙醇或50度左右的白酒密封养护，可达到良好的防蛀防霉效果。

二、现代养护技术

现代养护有八种方法：干燥养护，气调养护，包装防霉养护，射线辐射养护，气幕防潮养护，蒸汽加热养护，气体灭菌养护，中药挥发油熏蒸防霉技术。其中气调养护是将药材置于密闭的容器内，对可能导致药材发生质变的空气中的氧浓度进行有效的控制，人为地造成低氧的状态，或人为地造成高浓度的二氧化碳状态，使害虫不能生存而死亡，可有效地保证药品质量，并且对药材无残害，不污染环境。气调养护不仅可以杀虫、防霉，还能保持药材原有的色、味，减少成分损失，此法投资较少，适用范围广，是理想的防治方法。

三、中药异常的处理方法

（一）轻微霉变的处理方法

（1）撞刷法　日晒或烘烤干燥后，放入撞笼或麻袋或布袋中来回摇晃，可去霉。长条的、片状的不宜撞，用刷子刷去霉点。

（2）陶洗法　用于不宜撞刷的药材。

（3）抢水洗法　不宜泡水过久，以免有效成分变化或损失，对根及根茎类药材适宜。

（4）沸水喷洗法　用开水喷洗，方法是：把药铺平，用开水喷洒，随时翻动，喷湿后，闷1h，再用硫黄熏，晒干，注意水温在90℃以上。

（5）醋洗法　不能沾水的药材用醋喷洗，每50kg用醋2~3kg，喷后闷1~2h，如山茱萸，五味子等。

（6）酒喷法　由于活血祛瘀的药，如当归、川芎。

（7）油擦法　适用于不宜见水、怕热的药材，如各种附片。

（8）吹霉法　给仓库吹风。

（9）热蒸法　适用于加工制熟药材，蒸后不致于走油，散失气味，变色。

（二）其他

其他异常情况要早发现、早处理、重在预防为主。

四、毒性中药的养护

毒性中药材有28种，包括：砒石、砒霜、水银、生马钱子、生川乌、生草乌、生白附子、生附子、生半夏、生南星、生巴豆、斑蝥、红娘子、青娘子、生甘遂、生狼毒、生藤黄、生千金子、生天仙子、闹羊花、雪上一枝蒿、红升丹、白降丹、蟾酥、洋金花、红粉、轻粉、雄黄。

（一）矿石及其加工制品的养护

养护这类制品主要是防止光化、氧化、湿度和温度对它们引起的质变。

（二）动植物类毒性中药的养护

数量少的品种，可采用密闭封法贮存；水分含量较高，可先暴晒或烘干后再密封贮藏或加入吸湿剂。

五、贵细药材的养护

(一)贵细药材

贵细药材包括：人参、鹿茸、麝香、牛黄、羚羊角、海马、马宝、狗宝、猴枣、熊胆、燕窝、三七、哈士蟆油、西红花、珍珠等。

(二)贵细药材的养护

一些传统名贵中药材容易生虫，难以保存，如果贮藏方法不当，易变质而失去药效。下面介绍几种贵重中药材的贮藏方法。

1. 燕窝

燕窝阴干或吹干后，放在通风、阴凉又干爽之处，也可装入双层塑料袋密封，放在冰箱冷冻保存。燕窝不宜阳光暴晒。

2. 人参

人参有红参与白参之分。红参一般不易被虫蛀，但必须保持干燥，晒时要盖上白纸，以免变色，可装在木盒或瓷瓶内密封贮存。白参(生晒参或糖参)既容易生虫，又容易发霉、变色。虫蛀常发生在主根上部及根茎(芦头)处。已受潮者，应及时晒干，收藏在瓷瓶内密封，方可保持原来的色泽。逢梅雨季节，最好放在冰箱中冷藏，也可贮放在生石灰缸中，但不得与生石灰直接接触，生石灰也不宜放得过多(约占容器的1/4即可)。因人参过分干燥，极易碎裂，造成损失。

另外，西洋参干燥后，也应放在阴凉处密封保存。高丽参贮存方法与人参相同。

3. 阿胶、鹿角胶、龟板胶

阿胶、鹿角胶、龟板胶遇热、遇潮都容易软化，而在干燥寒冷处又易碎裂。可用油纸包好，埋入谷糠中密闭贮存，使外界湿空气被谷糠吸收，从而起到保护药材的作用。也可装入双层塑料袋内封口，置阴凉干燥处保存。夏季最好贮放于密封的生石灰缸中。

4. 蛤蚧

蛤蚧极易受潮、遭虫蛀，须放在木盒或白铁箱内，周围放些樟脑丸，或拌以花椒一道贮存。也可用容器盛装后，放入生石灰箱内密封贮存。要特别注意保护蛤蚧的尾巴，因为他是药用的主要部分。

5. 冬虫夏草

冬虫夏草放在通风阴凉处晾干后，装入木盒，垫上防潮纸，置于干燥处或放入生石灰箱内，以免生霉、遭虫蛀；或者装入双层塑料袋密封，置于冰箱冷藏，也可用纸包好木炭，再放些丹皮，然后放上冬虫夏草并密封。此外，藏红花与冬虫夏草同贮于低温干燥的地方，可使虫夏草久贮不坏。

6. 麝香

麝香为棕褐色或黑褐色粉末，具有特异而强烈的香气，可盛装在瓷罐或玻璃瓶内，并用蜡封口，置于干燥阴凉处保藏。或者取麝香与当归用纸一起包好，装入瓷罐内，盖口密封好，置干燥处保存。麝香忌火烤日晒，以防变色和失去香气，影响质量。

7. 鹿茸

鹿茸在干燥后用细布包好，放入木盒内，在其周围放入花椒，封好盖存放，这样不仅可防止虫蛀、霉烂或过于风干破裂，而且还能保持鹿茸皮毛的光泽。如果是鹿茸粉，则用瓷瓶盛装密封即可。如果是锯茸，可将细辛碾粉调成糊状，涂在锯口或边缘处，烤干置于密闭的木箱内，在箱内撒些樟脑或细辛，密封置于阴凉干燥处贮藏。

8. 蛤士蟆油

蛤士蟆油最易吸潮，以冷藏为佳。也可在蛤士蟆油上喷以适量白酒，包成小包，装入双层塑料袋，贮于瓷罐密封。

9. 银耳

银耳以塑料袋包裹冷藏为佳。家庭可放入冰箱中贮藏。

10. 珍珠

珍珠需防潮、密封保存。可放在玻璃瓶或瓷瓶、铁盒内保存。

11. 牛黄

牛黄可用深棕色玻璃瓶贮存，或用塑料袋包装的铁盒内。牛黄不宜冷存，以免变黑失效。一旦发霉，可用酒擦洗。

12. 羚羊角

羚羊角阴干后用干燥纸包好置木盒内密封、干燥保存。

13. 三七

三七往往易在支根折断处生虫，而且虫孔很小，仔细检查才能发现。可将其剔除干净后，放入布袋置木盒内，或装入纸袋、纸盒内，再放入石灰缸中密封贮存。

名贵中药材大都以冷藏法(-5℃)保存效果最佳，既可杀灭蛀虫，防止霉菌生长繁殖，又可防止中药材色变，如已霉烂变质，或大量生虫结块，则不宜再作药用。放点防虫的，譬如花椒(包起来放里面即可)可有效防止虫害发生。此外，注意干燥通风。

章节习题

一、单项选择题

1. 乳香受热后易(　　)。
　　A. 泛油　　　　　　B. 风化　　　　　　C. 潮解
　　D. 粘连　　　　　　E. 虫蛀

2. 低温养护法主要用于(　　)。
　　A. 草类药材　　　　B. 花类药材　　　　C. 贵重药材
　　D. 易燃药材　　　　E. 易散失气味药材

3. 微波加热的方法一般是(　　)。
　　A. 40℃以上，10~20min　　　　　　B. 50℃以上，5~10min
　　C. 60℃以上，1~2min　　　　　　　D. 70℃以上，1~2min
　　E. 80℃以上，1min

4. 花类药材在加工贮藏时要尽量防止(　　)。
　　A. 泛油　　　　　　B. 风化　　　　　　C. 变色
　　D. 粘连　　　　　　E. 虫蛀

5. 下列对蜜丸的贮存操作哪个是不正确的(　　)。
　　A. 贮存于干燥处
　　B. 注意包装完整
　　C. 发现丸药表面吸湿，应立即采取干燥除湿措施
　　D. 梅雨季节应放于石灰缸内干燥
　　E. 夏秋季经常检查，发现变质，重新加工处理

6. 蜜丸最易产生的变异现象是(　　)。
　　A. 泛油　　　　　　B. 酸败　　　　　　C. 生虫霉变
　　D. 挥发　　　　　　E. 沉淀

7. 气调养护法对空气的要求是(　　)。
　　A. 高氧或低二氧化碳　　　　　　B. 低氧或低二氧化碳
　　C. 高氧或高二氧化碳　　　　　　D. 低氧或高二氧化碳
　　E. 以上均不是

8. 软膏受热易出现(　　)。
　　A. 吸潮　　　　　　B. 酸败　　　　　　C. 霉变
　　D. 外溢　　　　　　E. 粘结

9. 安装"气幕"的首要条件是(　　)。
　　A. 库房结构密封，外界空气无法侵入　　B. 库房高度大于10m
　　C. 库房内不能贮存贵重药材　　　　　　D. 库房规模不可太大
　　E. 库房不能在市区

10. 最不易保存的剂型是(　　)。

A. 合剂　　　　　　B. 蜜丸　　　　　　C. 糖浆剂

D. 散剂　　　　　　E. 膏剂

11. 液体制剂常见的变质现象是(　　)。

A. 酸败　　　　　　B. 沉淀　　　　　　C. 虫蛀

D. 挥发　　　　　　E. 霉变

12. 可减少外界的温度、湿度、空气、光线、细菌、害虫对药物影响，保持饮片原有质量的方法是(　　)。

A. 清洁养护法　　　B. 低温养护法　　　C. 密封养护法

D. 对抗贮存法　　　E. 除湿养护法

13. 吴茱萸与何药同贮可以防蛀防霉变(　　)。

A. 蛤蚧　　　　　　B. 大蒜　　　　　　C. 绿豆

D. 细辛　　　　　　E. 荜澄茄

14. 用高温养护法，害虫可在短时间内死亡的温度是高于(　　)。

A. 20℃　　　　　　B. 30℃　　　　　　C. 40℃

D. 50℃　　　　　　E. 60℃

15. 含挥发油的饮片烘烤时温度不应超过(　　)。

A. 60℃　　　　　　B. 55℃　　　　　　C. 50℃

D. 45℃　　　　　　E. 40℃

16. 梅雨季节，银耳、枸杞子常贮于(　　)。

A. 1~5℃　　　　　B. 2~5℃　　　　　C. 2~10℃

D. 5~10℃　　　　　E. 10~15℃

17. 无水氯化钙的吸潮率可达(　　)。

A. 20%~25%　　　B. 60%~80%　　　C. 80%~100%

D. 100%~120%　　E. 120%~150%

18. 生石灰块的吸潮率可达(　　)。

A. 5%~15%　　　　B. 10%~20%　　　C. 20%~25%

D. 20%~30%　　　E. 25%~30%

19. 饮片库房室温和相对湿度应控制在(　　)。

A. 15℃以下，50%以下　　　　　　　B. 15℃以下，60%以下

C. 20℃以下，75%以下　　　　　　　D. 25℃以下，60%以下

E. 25℃以下，75%以下

20. 在贮存饮片时，水分应严格地控制在(　　)。

A. 2%~5%　　　　　B. 3%~6%　　　　C. 5%~8%

D. 5%~10%　　　　E. 7%~13%

21. 在饮片贮存过程中，为防止害虫入侵最有效、最基本的方法是(　　)。

A. 清洁卫生　　　　B. 密闭　　　　　　C. 通风

D. 干燥　　　　　　E. 高温消毒

22. 金银花、山茶花在贮存中容易发生(　　)。

　　A. 变色　　　　　　B. 风化　　　　　　C. 虫蛀

　　D. 泛油　　　　　　E. 气味散失

23. 桑螵蛸在贮存中容易发生(　　)。

　　A. 潮解　　　　　　B. 风化　　　　　　C. 虫蛀

　　D. 泛油　　　　　　E. 气味散失

24. 中药饮片如贮藏不当发出油败气味的现象称为(　　)。

　　A. 潮解　　　　　　B. 风化　　　　　　C. 虫蛀

　　D. 泛油　　　　　　E. 气味散失

25. 引起饮片质量改变的内因是(　　)。

　　A. 温度　　　　　　B. 空气　　　　　　C. 湿度

　　D. 日光　　　　　　E. 水分

26. 引起饮片变色的因素是(　　)。

　　A. 黏液质含量的变化　　　　　　　B. 挥发油含量的变化

　　C. 脂肪含量的变化　　　　　　　　D. 色素含量的变化

　　E. 淀粉含量的变化

27. 含淀粉多的饮片易(　　)。

　　A. 泛油　　　　　　B. 腐烂　　　　　　C. 发霉

　　D. 潮解　　　　　　E. 虫蛀

28. 含油脂多的饮片易(　　)。

　　A. 泛油　　　　　　B. 腐烂　　　　　　C. 发霉

　　D. 潮解　　　　　　E. 虫蛀

29. 下列除哪项外均属中药饮片变异现象(　　)。

　　A. 破碎　　　　　　B. 粘连　　　　　　C. 变色

　　D. 发霉　　　　　　E. 潮解

30. 中药挥发油熏蒸的目的是(　　)。

　　A. 隔绝空气　　　　B. 杀灭霉菌　　　　C. 保持新鲜

　　D. 杀灭害虫　　　　E. 迅速干燥

31. 中成药贮存中常见的变异现象没有(　　)。

　　A. 沉淀　　　　　　B. 挥发　　　　　　C. 霉变

　　D. 酸败　　　　　　E. 泛油

32. 气体灭菌养护技术中使用的气体灭菌杀虫剂是(　　)。

　　A. 二氧化碳　　　　B. 硫黄　　　　　　C. 环氧乙烷

　　D. 氧气　　　　　　E. $^{60}Co \sim \gamma$

33. 中药材气调养护技术的中心环节是在密闭的容器内(　　)。

　　A. 控制氧的浓度　　B. 控制温度　　　　C. 控制湿度

　　D. 使用气帘　　　　E. 环境消毒

34. 饮片传统的养护技术中不包括（   ）。

    A. 气调养护技术   B. 密封养护法   C. 低温养护法

    D. 高温养护法   E. 除湿养护法

35. 无水氯化钙在饮片贮存过程中是作为（   ）。

    A. 防虫剂   B. 杀虫剂   C. 干燥剂

    D. 灭菌剂   E. 对抗同贮剂

36. 饮片库房应保持通风，温、湿度应控制在（   ）。

    A. 室温在 25℃ 以下，相对湿度保持在 60% 以下

    B. 室温在 30℃ 以下，相对湿度保持在 60% 以下

    C. 室温在 25℃ 以下，相对湿度保持在 70% 以下

    D. 室温在 20℃ 以下，相对湿度保持在 75% 以下

    E. 室温在 25℃ 以下，相对湿度保持在 75% 以下

二、配伍选择题

1. 中药贮存要求：

    A. 阴凉处   B. 常温   C. 冷处

    D. 密闭   E. 密封

    （1）在中国药典中规定 10~30℃ 的环境为（   ）。

    （2）在中国药典中规定为防止尘土和异物进入需将容器（   ）。

    （3）在中国药典中规定为防止风化、吸潮、挥发或异物进入需将容器（   ）。

    （4）在中国药典中规定 2~10℃ 的环境为（   ）。

    （5）在中国药典中规定不超过 20℃ 的环境为（   ）。

2. 中药养护方法：

    A. 除湿养护法   B. 密封养护法   C. 对抗贮存法

    D. 低温养护法   E. 高温养护法

    （1）通风法属于（   ）。

    （2）梅雨季节来临时，蛤士蟆油贮存属于（   ）。

    （3）冬虫夏草贮存时喷洒少量 95% 药用乙醇密封养护，属于（   ）。

    （4）对饮片进行暴晒的贮存方法属于（   ）。

3. 中药养护的温度：

    A. 2~10℃   B. 20℃ 以上   C. 35℃ 以上

    D. 40℃ 以上   E. 60℃

    （1）挥发油开始逐渐挥发的温度（   ）。

    （2）含挥发油的饮片烘烤时温度不宜超过（   ）。

    （3）低温养护法的温度是（   ）。

    （4）引起含油脂饮片酸败泛油的温度是（   ）。

    （5）害虫停止发育、繁殖的温度是（   ）。

4. 特殊成分药品养护：

A. 通风、干燥处　　B. 通风、阴凉处　　C. 阴凉、干燥处

D. 密闭贮藏　　　E. 石灰缸内

(1) 含淀粉多的饮片应贮存于(　　)。

(2) 含挥发油多的饮片应贮存于(　　)。

(3) 种子类药材炒后应贮存于(　　)。

5. 特殊剂型变质现象：

A. 挥发　　　　　B. 霉变　　　　　C. 沉淀

D. 粘连变形　　　E. 酸败

(1) 酊剂在贮存中常见的变质现象是(　　)。

(2) 片剂在贮存中常见的变质现象是(　　)。

(3) 口服液剂在贮存中常见的变质现象是(　　)。

(4) 合剂在贮存中常见的变质现象是(　　)。

(5) 栓剂在贮存中常见的变质现象是(　　)。

6. 中药贮存变异现象：

A. 发霉、虫蛀　　B. 吸湿、风化　　C. 糖晶析出

D. 结块、发霉　　E. 粘连、软化

(1) 煎膏剂在贮存中易(　　)。

(2) 散剂在贮存中易(　　)。

(3) 颗粒剂在贮存中易(　　)。

(4) 蜜丸在贮存中易(　　)。

(5) 胶囊剂在贮存中遇热易(　　)。

7. 中药贮存变异现象：

A. 变色　　　　　B. 升华　　　　　C. 软化融化

D. 泛油　　　　　E. 发霉

(1) 樟脑在贮藏中容易发生(　　)。

(2) 阿魏在贮藏中容易发生(　　)。

(3) 天花粉在贮藏中容易发生(　　)。

8. 中药贮存的方法：

A. 通风、干燥处　　B. 阴凉、干燥处　　C. 密闭、阴凉处

D. 密闭贮藏　　　E. 石灰箱内

(1) 含糖分及黏液质多的饮片应采取的贮存方法是置于(　　)。

(2) 人参在霉季的贮存方法是置于(　　)。

(3) 酒制的饮片应贮存的方法是置于(　　)。

9. 中药变异现象：

A. 发霉　　　　　B. 粘连　　　　　C. 腐烂

D. 泛油　　　　　E. 虫蛀

(1) 酸枣仁在贮存中容易发生(　　)。

（2）鲜芦根在贮存中容易发生（　　）。

（3）马齿苋在贮存中容易发生（　　）。

（4）牛膝在贮存中容易发生（　　）。

10. 中药变质现象：

　　A. 风化　　　　　　B. 潮解　　　　　　C. 虫蛀

　　D. 变色　　　　　　E. 气味散失

（1）大黄在贮存中容易发生（　　）。

（2）胆矾在贮存中容易发生（　　）。

（3）肉桂在贮存中容易发生（　　）。

（4）红花在贮存中容易发生（　　）。

11. 对抗贮存：

　　A. 绿豆　　　　　　B. 细辛　　　　　　C. 花椒

　　D. 冰片　　　　　　E. 丹皮

（1）与灯心草对抗同贮的是（　　）。

（2）与蛤蚧对抗同贮的是（　　）。

（3）与人参对抗同贮的是（　　）。

（4）与硼砂对抗同贮的是（　　）。

（5）与泽泻对抗同贮的是（　　）。

第四章　中药的合理应用

第一节　合理用药概述

一、基本概念

所谓合理使用中药，是指运用中医药学综合知识及管理学知识指导临床用药。也就是以中医药理论为指导，在充分辨析疾病和掌握中药性能特点的基础上，安全、有效、简便、经济地使用中药或中成药，达到以最小的投入，取得最大的医疗和社会效益之目的。合理用药这一概念是相对的、动态发展的。

二、目的与意义

合理用药的目的与意义主要表现在以下四个方面：

（1）要最大限度地发挥药物治疗效能，将中药和中成药的不良反应降低到最低限度，甚至于零。

（2）使患者用最少的支出，冒最小的风险，得到最好的治疗效果。

（3）最有效地利用卫生资源，减少浪费，减轻患者的经济负担。

（4）方便患者使用所选药物。

三、合理用药的基本原则

1. 安全性

安全性是合理用药的首要条件，强调让用药者承受最小的治疗风险，获得最大的治疗效果。一名合格的执业药师在建议临床医师或指导患者使用中药或中成药时，必须把保证患者用药安全放在首位。

2. 有效性

有效性即通过药物的作用达到预期的治疗目的。

3. 经济性

经济性是指获得单位用药效果所投入的成本应尽可能低，所获得的治疗效果尽可能满意。

4. 适当性

适当性是合理用药的最基本要求，强调尊重客观现实，将适当的药品以适当的量，在适当的时间，经适当的途径，给适当的病人，使用适当的疗程，达到适当的治疗目的。

总之，合理用药的基本原则就是安全、有效、经济、适当四者缺一不可。

四、执业药师的作用

指导临床合理用药是执业药师的职责之一。临床医学也要求每一位执业药师必须走向临床，与医、护人员密切合作，为广大患者和药品的使用者，提供更直接的药学服务。执业药师是合理用药的主力军，在合理用药工作中，担负着义不容辞的责任。

五、不合理用药的主要表现

合理用药涉及的面很广，从药物的适应病证、剂型、剂量、用法、用量、服用时间及配伍应用，到使用者的性别、年龄、体质及病情变化等，无不密切相关。临床上经常出现不合理用药的案例，概括起来主要有以下几种。

（1）辨析病证不准确，用药指征不明确；

（2）给药剂量失准，用量过大或过小；

（3）疗程长短失宜，用药时间过长或过短；

（4）给药途径不适，未选择最佳给药途径；

（5）服用时间不当，不利于药物的药效发挥；

（6）违反用药禁忌，有悖于明令规定的配伍禁忌、妊娠禁忌、服药时的饮食禁忌及证候禁忌；

（7）同类药物重复使用，因对药物的性能不熟，或单纯追求经济效益，导致同类药物重复使用；

（8）乱用贵重药品，因盲目自行购用，或追求经济效益，导致滥用贵重药品。

六、不合理用药的不良医疗后果

不合理用药常会导致不良后果，这些后果可以是单方面的，也可以是综合性的；可以是轻微的，也可以危及生命。大体可归纳为以下几种。

1. 浪费医药资源

不合理用药会造成医药资源的浪费，这可以是直接的，如重复给药、无病用药、无必要的合并用药等；也可以是间接的，如处置药物不良反应、药源性疾病等会增加医药资源的消耗，且常会被医务人员和患者忽视。

2. 延误疾病的治疗

许多不合理用药都不利于疾病的治疗，如用药错误或给药不足，会延误疾病治疗或导致疾病治疗不彻底，没有痊愈，容易复发，从而增加患者的痛苦和医师治疗的难度；而不适当的合并用药，则又会干扰药物的吸收和排泄，降低治疗效果等。

3. 引发药物不良反应及药源性疾病的发生

导致药物不良反应的因素很多。有药物的因素，如品种混淆、炮制不当；有患者的因素，如过敏性体质、个体差异、特殊人群；也有辨证是否准确、立法是否恰当等因素。但更不能忽视不合理用药，如选用药物不准确、用药时间过长、剂量过大、用法不适当，均会引起不良反应，甚至药源性疾病。

4. 造成医疗事故和医疗纠纷

不合理用药常常会造成医疗事故，或称为药疗事故。医疗事故的发生，常常会引发医疗纠纷，不但会给患者、医师、药师带来许多的痛苦和不必要的经济支出，而且会给医院、药品经营单位乃至全社会带来许多的不良影响和不必要的经济损失。每一位执业药师在用药时，一定要坚持合理用药，以降低医疗事故的发生率，避免医疗纠纷的发生。

七、保证合理用药的主要措施

保证合理用药的主要措施有：

（1）努力研习中医药学知识；

（2）准确辨析患者的病证特征；

（3）参辨患者的身体状况；

（4）确认有无药物过敏史；

（5）选择质优的药材饮片；

（6）合理配伍使用中药材饮片或中成药；

（7）选择适宜的给药途径及剂型；

（8）正确掌握剂量及用法；

（9）制定合理的用药时间和疗程；

（10）严格遵守用药禁忌；

（11）认真审方查找漏洞，保证处方调剂准确无误；

（12）详细嘱告用药宜忌；

（13）按患者的经济条件斟酌选药。

第二节　中成药的联合应用

中成药在临床上运用得当可取得预期疗效。倘若配伍或使用不当，则可产生不良的作用。因此，药学工作者除了应掌握辨证论治与辨病施治之外，也要对中药的配伍问题进行更细致地研究，以便在调剂审方等工作中发现问题，保证患者安全、合理地用药。

一、中成药的合理联用

（一）中成药之间的配伍应用

例如明·薛己用补中益气丸、六味地黄丸合用治疗气阴不足；清·叶天士用大补阴丸、水陆二仙丹、牡蛎全樱膏配伍同用治疗阴虚火旺、淋浊、早泄。由此可见中成药之间的配伍应用，自古以来就是临床应用中成药的主要形式之一。

（1）两种功效相似的中成药同用治疗一种病证，以起到增强疗效的协同作用。例如：

① 用附子理中丸与四神丸合用，可以增强温肾运脾、涩肠止泻功效，治疗脾肾阴虚之五更泄泻。

② 用归脾丸与人参养荣丸同用，可明显增强补益心脾，益气养血、安神止痉的功效，治疗心悸失眠，眩晕健忘。

③ 用脑立清胶囊（片）与六味地黄丸合用，用于高血压病证属肝肾阴虚、风阳上扰。

（2）功效不同的中成药配伍同用，一药为主，一药为辅，辅药能够提高主要功效。例如：

① 用二陈丸为主药，治疗湿痰咳嗽；而脾为生痰之源，辅以平胃散同用，燥湿健脾，可明显增强二陈丸燥湿化痰之功。

② 以乌鸡白凤丸为主药治疗妇女气血不足、月经失调，辅以香砂六君子丸，以开气血生化之源，增强主药的养血调经之功。

（3）中成药配伍应用，其中一种药物能够明显抑制或消除另一种中成药的偏性或副作用。例如：

① 二便不通，阳实水肿，可用峻下通水的舟车丸，但为防峻下过度伤正气，常配合四君子丸同用。

② 用金匮肾气丸治疗肾虚作喘，但若久治不愈，阳损及阴，兼见咽干烦躁者，又当配麦味地黄丸，生脉散或参蛤散同用，以平调阴阳，纳气平喘，且防止金匮肾气丸燥烈伤阴，降低副作用。

（4）也有些中成药之间的配伍应用是因为部分疾病的治疗必须采用不同治疗方法。例如：

① 妇女宫冷不孕，需内服艾附暖宫丸，外贴十香暖脐膏，共奏养血调经、暖宫散寒之效。

② 咽喉肿痛，可内服六神丸，外用冰硼散吹喉，共奏清热解毒、消肿利咽之效。

（二）中成药与药引的配伍应用

中成药与药引的配伍应用是根据中药的归经理论，以药引引药物到达病所，从而增强疗效的配伍形式。例如：

（1）对外感风寒或脾胃虚寒之呕吐泄泻等病证，常用生姜、大枣煎汤送服中成药，以增强散风寒、和脾胃之功。

（2）对于跌打损伤、风寒湿痹等证，常用黄酒或白酒送服三七粉、云南白药、三七伤药片、腰痛宁等，以行药势，直达病所。

（3）用于治疗便秘的麻子仁丸，宜用蜂蜜冲水送服，以增其润肠和中之效。

（4）滋阴补肾法的六味地黄丸，宜用淡盐水送服，以取其引药入肾。

二、中成药联用的配伍禁忌

临床上使用中成药，对于病情单纯的，仅用一种中成药即可。但对于病情复杂，数病相兼，就需要选择两种或两种以上的中成药配合使用，以适应复杂的病情。药物联用，必有宜忌，这就要注意药物联用的配伍禁忌问题。

1. 含"十八反"、"十九畏"药味中成药的配伍禁忌

"十八反"、"十九畏"是前人关于用药配伍禁忌的总结，在中医临床应用极广。例如：

（1）治疗风寒湿痹证的大活络丸、旭痹冲剂、天麻丸、人参再造丸等均含有附子，而止咳化痰的川贝枇杷露、蛇胆川贝液、通宣理肺丸等分别含有川贝、半夏，依据配伍禁忌原则，若将上述两组合用，附子、乌头与川贝、半夏当属相反禁忌同用之列。

（2）利胆中成药利胆排石片、胆乐胶囊、胆宁片等都含有郁金，若与六应丸、苏合香丸、妙济丸、纯阳正气丸、紫雪散等含丁香（母丁香）的中成药同时使用，就要注意其"十九畏"药物的禁忌。

（3）临床常用中成药心通口服液、内消瘰疬丸中含有海藻，祛痰止咳颗粒含有甘遂，若与橘红痰咳颗粒、通宣理肺丸、镇咳宁胶囊等含甘草的中成药联用也属禁忌之列。

2. 含有毒药物中成药的联用

含有毒药物中成药的联用将会增加某一味或几味药的剂量。例如：

（1）大活络丹与天麻丸合用，两者均含附子；朱砂安神丸与天王补心丹合用，两者均含朱砂，均会增加有毒药味的服用量，加大患者产生不良反应的危险性。故在使用时应考虑药物"增量"的因素。

（2）复方丹参滴丸和速效救心丸同属气滞血瘀型用药，其处方组成与功效基本相似，而且这一类的药物多数含有冰片，冰片不能过量使用，由于冰片药性寒凉，服用剂量过大易伤人脾胃，导致胃痛胃寒，在临床应用中使用其中1种即可。

3. 不同功效药物联用的辨证论治和禁忌

辨证论治是中医诊病的特色，辨证是否正确是治疗效果好坏的关键因素，在中医临证中也存在辨证论治的失当与禁忌。例如：

（1）附子理中丸与牛黄解毒片联用，附子理中丸系温中散寒之剂，适用于脾胃虚寒所致的胃脘痛、呕吐、腹泻等；而牛黄解毒片性质寒凉，为清热解毒泻火之剂，适用于火热毒邪炽盛于内而上扰清窍者，可见不加分析地盲目将两者合用是不适宜的。

（2）盲目将附子理中丸与黄连上清丸、金匮肾气丸与牛黄解毒片等合用，均属不注意证候的不合理用药。

4. 某些药物的相互作用问题

含麻黄的中成药忌与降血压的中成药如复方罗布麻片、降压片、珍菊降

压片、牛黄降压丸等并用；也忌与扩张冠脉的中成药如速效救心丸、山海丹、活心丹、心宝丸、益心丸、滋心阴液、补心气液等联用。一方面因麻黄中麻黄碱的化学结构与肾上腺素相似，能直接与肾上腺素受体结合，同时还能促使肾上腺素能神经末梢释放介质，从而使血管收缩、血压升高；另一方面，又能兴奋心脏，增强心肌收缩力，使心肌耗氧量增加。若同时并用，可产生拮抗作用。含朱砂较多的中成药，如磁朱丸、更衣丸、安宫牛黄丸等与含较多还原性溴离子或碘离子的中成药如消瘿五海丸、内消瘰疬丸等长期同服，在肠内会形成有刺激性的溴化汞或碘化汞，导致药源性肠炎，赤痢样大便。

第三节　中西药的联合应用

一、中西药联用的特点

（一）协同增效

许多中西药联用后，均能使疗效提高，有时很显著地呈现协同作用。例如：

（1）黄连、黄柏与四环素、呋喃唑酮（痢特灵）、磺胺甲基异恶唑治疗痢疾、细菌性腹泻有协同作用，常使疗效成倍提高。

（2）金银花能加强青霉素对耐药性金黄色葡萄球菌的杀菌作用。

（3）丙谷胺与甘草、白芍、冰片一起治疗消化性溃疡，有协同作用，并已制成复方丙谷胺（胃丙胺）。

（4）甘草与氢化可的松在抗炎、抗变态反应方面有协同作用，因甘草甜素有糖皮质激素样作用，并可抑制氢化可的松在体内的代谢灭活，使其在血液中浓度升高。

（5）丹参注射液、黄芪注射液、川芎嗪注射液等与低分子右旋糖酐、能量合剂等同用，可提高心肌梗死的抢救成功率。

（6）丹参注射液与间羟胺（阿拉明）、多巴胺等升压药同用，不但能加强升压作用，还能减少对升压药的依赖性。

（7）用生脉散、丹参注射液与莨菪碱合用，治疗病态窦房结综合征，既可适度提高心率，又能改善血液循环，从而改善缺血缺氧的状况，达到标本兼治的目的。

（二）降低毒副作用

（1）甘草与呋喃唑酮合用治疗肾盂肾炎，既可防止其胃肠道反应，又可保留呋喃唑酮的杀菌作用。

（2）氯氮平治疗精神分裂症有明显疗效，但最常见的不良反应之一是流涎。应用石麦汤（生石膏、炒麦芽）30~60 剂为 1 疗程，流涎消失率为82.7%。总有效率达 93.6%。

（3）碳酸锂治疗白细胞减少症近年被广泛应用，但因其胃肠道反应也限制了其适用范围。如同时用白及、姜半夏、茯苓等复方中药，就可减轻胃肠道反应。

（三）减少剂量

（1）珍菊降压片有较好的降压及改善症状的作用。若以常用量每次 1 片，每日 3 次计，盐酸可乐定比单用剂量减少 60%。

（2）地西泮有嗜睡等不良反应，若与苓桂术甘汤合用，地西泮用量只需常规用量的1/3，嗜睡等不良反应也因为并用中药而消除。

二、中西药联用的药物相互作用

（一）在药动学上的相互作用

中西药联用时影响药物的吸收，主要是影响药物的透过生物膜吸收和影响药物在胃肠道的稳定性。

1. 影响吸收

1）影响药物透过生物膜吸收

中药中的某些成分易与西药结合或吸附，特别是以固体形式口服的西药，可导致某些药物作用下降。

含鞣质较多的中药有大黄、虎杖、五倍子、石榴皮等，因此中成药牛黄解毒片（丸）、麻仁丸、七厘散等不宜与口服的红霉素、士的宁、利福平等同用，因为鞣质具有吸附作用，使这些西药透过生物膜的吸收量减少。

蒲黄炭、荷叶炭、煅瓦楞子等不宜与生物碱、酶制剂同服，因为药物炭吸附生物碱及酶制剂，抑制其生物活性，影响药物的吸收。

含有果胶类药物，如六味地黄丸、人参归脾丸、山茱萸等不宜与林可霉素（洁霉素）同服，同服后可使林可霉素的透膜吸收减少90%。

2）影响药物在胃肠道的稳定

含生物碱的中药如麻黄、颠茄、洋金花、曼陀罗、莨菪等，可抑制胃蠕动及排空，延长红霉素、洋地黄类强心苷药物在胃内的滞留时间，或使红霉素被胃酸破坏而降低疗效，或使强心苷类药物在胃肠道内的吸收增加，引起洋地黄类药物中毒。

2. 影响代谢

1）酶促反应

中药酒剂、酊剂中含有一定浓度的乙醇，乙醇是常见的酶促剂，它能使肝药酶活性增强，在与苯巴比妥、苯妥英钠、安乃近、利福平、二甲双胍、胰岛素等药酶诱导剂合用时，使上述药物在体内代谢加速，半衰期缩短，药效下降；当与三环类抗抑郁药盐酸氯米帕明、丙咪嗪、阿米替林及多虑平等配伍使用时，由于肝药酶的诱导作用，使代谢产物增加，从而增加三环类抗抑郁药物的不良反应。

2）酶抑反应

中西药合用时发生酶抑反应也会影响药物在体内代谢，使药效降低或毒副作用增加。富含鞣质的中药大黄、山茱萸、诃子、五倍子、地榆、石榴皮、虎杖、侧柏叶等，在与淀粉酶、蛋白酶、胰酶、乳酶生等含酶制剂联用时，可与酶的酰胺键或肽键结合形成牢固的氢键缔合物，使酶的效价降低，影响药物的代谢。单胺氧化酶抑制药呋喃唑酮、异烟肼、丙卡巴肼、司来吉兰等通过抑制体内单胺氧化酶的活性，使单胺氧化酶类神经递质如去甲肾上腺素、多巴胺、5-羟色胺等神经递质不被破坏，而贮存于神经末梢中。此时若口服含麻黄碱成分的中成药如大活络丸、千柏鼻炎片、蛤蚧定喘丸、通宣理肺丸等，所含麻黄碱可随血液循环至全身组织，促进单胺类神经递质的大量释放，引起头痛、恶心、呼吸困难、心律失常、运动失调及心肌梗死等不良反应，严重时可出现高血压危象和脑出血，因此，临床上避免联合。

3. 影响排泄

1）增加排泄：

碱性药物由于与酸性药物发生相互作用，可大大加快药物排泄速度，导致药效降低，甚至失去治疗作用。含有机酸成分的中药如乌梅、山茱萸、陈皮、木瓜、川芎、青皮、山楂、女贞子等，与一些碱性药物如氢氧化铝、氢氧化钙、碳酸钙、枸橼酸镁、碳酸氢钠、氨茶碱、氨基糖苷类抗生素等合用时，会发生酸碱中和而降低或失去药效。

2）减少排泄

酸性较强的药物联用，可酸化体液而使药物排泄减少，增加药物的毒副作用。含有机酸成分的中药，如乌梅、山茱萸、陈皮、木瓜、川芎、青皮、山楂、女贞子等与磺胺类、大环内酯类药物、利福平、阿司匹林等酸性药物合用时，因尿液酸化，可使磺胺类和大环内酯类药物的溶解性降低，增加磺胺类药物的肾毒性。

（二）在药效学上的相互作用

1. 药效学的协同作用

香连丸与广谱抗菌增效剂甲氧苄啶联用后，其抗菌活性增强16倍。

2. 药理作用相加产生毒副作用

（1）强心苷有较强的生理效应，如过量会引起中毒。故六神丸、救心丹等含有蟾酥、罗布麻、夹竹桃等强心苷成分的中成药，不宜与洋地黄、地高辛、毒毛旋花苷K等强心苷类同用。

（2）发汗解表药荆芥、麻黄、生姜等及其制剂（如防风通圣丸），与解热镇痛药阿司匹林、安乃近等合用，可致发汗太过，产生虚脱。

（3）药效学上的拮抗作用

西药、中成药配伍不当，会使两者在疗效上发生拮抗作用，甚至产生严重的毒副作用。甘草、鹿茸具有糖皮质激素样作用，有水钠潴留和排钾效应，还能促进糖原异生，加速蛋白质和脂肪的分解，使甘油、乳酸等各种糖、氨基酸转化成葡萄糖，使血糖升高。

含有甘草、鹿茸的中成药，如人参鹿茸丸、全鹿丸等，不能与磺酰脲类降糖药联用。中药麻黄及含麻黄碱的中成药，如止咳喘膏、通宣理肺丸、防风通圣丸、大活络丸、人参再造丸等有拟肾上腺素作用，具有兴奋受体和收缩周围血管的作用，与复方降压片、帕吉林等降压药同时服用，会产生明显的拮抗作用，使其作用减弱，疗效降低，甚至使血压失去控制，严重者可加重高血压病患者的病情。

三、中西药联用的例举

（一）中西药合理联用例举

中西药合理联用可提高疗效，降低化学药物的用量和毒副反应，缩短疗程和促进体质恢复等，显示了极大的优点。临床报道甚多，值得研究借鉴。

1. 协同增效

（1）逍遥散或三黄泻心汤等与西药催眠镇静药联用，既可提高对失眠症的疗效，又可逐渐摆脱对西药的依赖性。

（2）石菖蒲、地龙与苯妥英钠等抗癫痫药联用，能提高抗癫痫的效果；

大山楂丸、灵芝片、癫痫宁(含马蹄香、石菖蒲、甘松、牵牛子、千金子等)与苯巴比妥联用，治疗癫痫有协同增效作用。

(3) 芍药甘草汤等与西药解痉药联用，可提高疗效。

(4) 补中益气汤、葛根汤等具有免疫调节作用的中药与抗胆碱酶药联用，治肌无力疗效较好。

(5) 木防己汤、茯苓杏仁甘草汤、四逆汤等与强心药地高辛等联用，可以提高疗效和改善心功能不全患者的自觉症状。

(6) 苓桂术甘汤、苓桂甘枣汤等与普萘洛尔类抗心律失常药联用，既可增强治疗作用，又能预防发作性心动过速。

(7) 钩藤散、柴胡加龙骨牡蛎汤等与抗高血压药甲基多巴、卡托普利等联用，有利于改善对老年高血压症的治疗作用。

(8) 苓桂术甘汤、真武汤等与血管收缩药甲磺酸二氢麦角胺联用，可增强对体位性低血压症的治疗作用。

(9) 桂枝茯苓丸、当归四逆加吴茱萸生姜汤等与血管扩张药联用，可增强作用，其中的中药方剂对于微循环系统的血管扩张特别有效。

(10) 黄连解毒汤、大柴胡汤等与抗动脉粥样硬化、降血脂剂联用，可增强疗效。

(11) 木防己汤、真武汤、越婢加术汤、分消汤等与西药利尿药联用，可以增强利尿效果。

(12) 枳实与庆大霉素联用，枳实能松弛胆道括约肌，有利于庆大霉素进入胆道，增强抗感染作用。

(13) 小青龙汤、柴朴汤等与氨茶碱、色甘酸钠等联用，可提高对支气管哮喘的疗效。

(14) 麦门冬汤、滋阴降火汤等对老年咳嗽的镇咳所用，优于磷酸可待因，若酌情选择联用，可提高疗效。

(15) 具有抗应激作用的中药如柴胡桂枝汤、四逆散、半夏泻心汤等与治疗消化性溃疡的西药(H_2受体拮抗剂，制酸剂)联用，可增强治疗效果。

(16) 具有保护肝脏和利胆作用的茵陈蒿汤、茵陈五苓散、大柴胡汤等与西药利胆药联用，能相互增强作用。

(17) 茵陈蒿及含茵陈蒿的复方与灰黄霉素联用，可增强疗效，这是因为茵陈蒿所含的羟基苯丁酮能促进胆汁的分泌，而胆汁能增加灰黄霉素的溶解度，促进其吸收，从而增强灰黄霉素的抗菌作用。

(18) 甘草与氢化可的松在抗炎抗变态反应时同用，有协同作用。

(19) 丹参注射液加强的松，治结节性多动脉炎，有协同作用。

(20) 炙甘草汤、加味逍遥散等与甲巯咪唑等联用，可使甲状腺功能亢进症的各种自觉症状减轻。四逆汤与左旋甲状腺素联用，可使甲状腺功能低下症的临床症状迅速减轻。

(21) 延胡索与阿托品制成注射液，止痛效果明显增加；若再加少量氯丙嗪、异丙嗪，止痛效果更优；洋金花与氯丙嗪、哌替啶等制成麻醉注射液，用于手术麻醉不但安全可靠，而且术后镇痛时间长。

(22) 十全大补汤、补中益气汤、小柴胡汤等与西药抗肿瘤药联用，可以提高疗效。其中的中药可以提高天然杀伤细胞活性的能力，还可能有造血及护肝作用。

(23) 清肺汤、竹叶石膏汤、竹茹温胆汤、六味地黄丸等与抗生素类药联用，有增强抗生素治疗呼吸系统反复感染的效果。有些单味中药如黄连、黄柏、葛根等，具有较强的抗菌作用，如与抗生素类药物联用，可增强抗菌作用。

(24) 麻黄与青霉素联用，治疗细菌性肺炎，有协同增效作用；黄连、黄柏与四环素、呋喃唑酮、磺胺脒联用，可增强治疗菌痢的效果；香连化滞丸与呋喃唑酮联用，可增强治疗细菌性痢疾的效果；碱性中药与苯唑西林、红霉素同服，可防止后者被胃酸破坏，增强肠道吸收，从而增强抗菌作用。

2. 降低西药的不良反应

(1) 柴胡桂枝汤等可减少抗癫痫药的用量及肝损害、嗜睡等副作用。

(2) 六君子汤等可减轻其胃肠道副作用，但也可能影响其吸收、代谢和排泄。

(3) 抗抑郁药与相应的中药方剂联用，可减少口渴、嗜睡等副作用的产生。

(4) 芍药甘草汤等在提高疗效的同时，还能消除腹胀、便秘等副作用。

(5) 小青龙汤、干姜汤、柴朴汤、柴胡桂枝汤等与抗组胺药联用，可减少西药的用量和嗜睡、口渴等副作用。

(6) 木防己汤、真武汤、越婢加术汤、分消汤等可减轻因应用西药利尿药而导致的口渴等副作用。

(7) 桂枝汤类、人参类方剂与皮质激素类药联用，可减少激素的用量和副作用。

(8) 八味地黄丸、济生肾气丸、人参汤等中药与降血糖药联用，可使糖尿病患者的性神经障碍和肾功能障碍减轻。

(9) 黄芪、人参、女贞子、刺五加、当归、山茱萸等，与西药化疗药联用，可降低患者因化疗药而导致的白细胞降低等不良反应。

（10）黄连、黄柏、葛根等具有较强抗菌作用的中药与抗生素类药联用，可减少抗生素的不良反应。

（11）黄精、骨碎补、甘草等与链霉素联用，可消除或减少链霉素引发的耳鸣、耳聋等不良反应。

（12）逍遥散有保肝作用，与西药抗结核药联用，能减轻西药抗结核药对肝脏的损害。

（13）用含麻黄类中药治疗哮喘，常因含麻黄素而导致中枢神经兴奋，若与巴比妥类西药联用，可减轻此副作用。

（14）小柴胡汤、人参汤等与丝裂霉素 C 联用，能减轻丝裂霉素对机体的副作用。

此外，中西药联用还能促进药物的吸收，如木香、砂仁、黄芩等对肠道有明显抑制作用，可延长维生素 B_{12} 灰黄霉素、地高辛等在小肠上部的停留时间，从而有利于药物吸收。

（二）中西药不合理联用的例举

1. 降低药物疗效

（1）含钙、镁、铁等金属离子的中药，如石膏、瓦楞子、牡蛎、龙骨、海螵蛸、石决明、赭石、明矾等及其中成药，不能与四环素类抗生素联用，因不易被胃肠道吸收，降低疗效。

（2）含钙、镁、铁等金属离子的中药及中成药，不能与异烟肼联用，因异烟肼分子中含有肼类官能团。

（3）含钙、镁、铁等金属离子的中药或中成药，不能与左旋多巴联用。

（4）含雄黄类的中成药，与硫酸盐、硝酸盐、亚硝酸盐及亚铁盐类西药合服，使中成药失去原有的疗效，并有导致砷中毒的可能。

（5）碱性较强的中药及中成药，如瓦楞子、海螵蛸、朱砂等，不宜与酸性药物如胃蛋白酶合剂、阿司匹林等联用，以免因联用而使疗效降低。

（6）碱性较强的中药及中成药，不能与四环素族抗生素、奎宁等同服，因其可减少四环素族抗生素及奎宁等在肠道的吸收，使其血药浓度降低。

（7）含碱性成分的中药及中成药，不能与维生素 B_1 同服，因其能中和胃酸而促使维生素 B_1 的分解，从而降低维生素 B_1 的药效。

（8）酸性较强的中药，如山楂、五味子、山茱萸、乌梅及中成药五味子糖浆、山楂冲剂等，不可与磺胺类药物联用。因磺胺类药物在酸性条件下不会加速乙酰化的形成，从而失去抗菌作用。

（9）酸性较强的中药及中成药，与碱性较强的西药如氨茶碱会降解或失去疗效。

（10）含鞣质较多的中药及其中成药，如五倍子、地榆、诃子、石榴皮、大黄等，不可与胃蛋白酶合剂、淀粉酶、多酶片等消化酶类药物联用。因其极易与鞣质结合发生化学反应，形成氢键络合物而改变其性质，不易被胃肠道吸收，从而引起消化不良、纳呆等症状。

（11）含鞣质较多的中药或中成药，不可与维生素 B_1 合用，因合用后会在体内产生永久性结合物，并排出体外而丧失药效。

（12）含鞣质较多的中药或中成药，因同服后可产生沉淀而不易被机体吸收。

（13）含鞣质较多的中药或中成药，不可与四环素类抗生素及红霉素、利福平、灰黄霉素，不易被吸收，从而降低药物的生物利用度与疗效。

（14）含鞣质较多的中药或中成药，不可与麻黄碱、阿托品类药物合用，因鞣质是生物碱沉淀剂，同用后会结合生成难溶性鞣酸盐沉淀，不易被机体吸收而降低疗效。

（15）含鞣质较多的中药或中成药，不可与含金属离子的西药如钙剂、铁剂、氯化钴等合用，致使机体难以吸收而降低药效。

（16）含有皂苷成分的中药，如人参、三七、远志、桔梗等，不宜与酸性较强的药物合用。

（17）蜂蜜、饴糖等含糖较多的中药及其制剂，不可与胰岛素、格列本脲等治疗糖尿病的西药同用，以免影响药效。

2. 产生或增加不良反应

例如：含碱性成分的中药及其制剂，不能与氨基糖苷类西药合用，因这些中药及其制剂能使机体对氨基糖苷类抗生素吸收增加，排泄减少，虽能提高抗生素的抗菌药力，但却增加了其在脑组织中的药物浓度，使耳毒性作用增强，从而影响前庭功能，导致暂时或永久性耳聋及行动蹒跚。

四、含西药组分的中成药品种及使用注意事项

（一）含西药组成的中成药

在我国批准注册的中成药中，有一百多种是中西药复方制剂，即含有化学药的中成药。医师、药师及患者都必须清楚，这类制剂不能仅作为一般的中成药使用。部分含西药组分的中成药，如表4-1所示。

表 4-1　部分含西药组分的中成药

品名	功效	含西药成分
内科用药		
	1. 抗感冒药	
重感冒灵片	解表清热，疏风止痛 用于表邪未解、郁里化热引起的重症感冒，见恶寒、高热、头痛、四肢酸痛、咽痛、鼻塞、咳嗽等症	安乃近、马来酸氯苯那敏
速感康胶囊	清热解毒，消炎止痛 用于风热感冒、流行性感冒及上呼吸道感染引起的头痛、鼻塞流涕、咳嗽痰黄、咽喉肿痛、齿龈肿痛等症	对乙酰氨基酚、马来酸氯苯那敏、维生素 C
维 C 银翘片	辛凉解表，清热解毒 用于流行性感冒引起的发热头痛、咳嗽、口干、咽喉疼痛等症	对乙酰氨基酚、马来酸氯苯那敏、维生素 C
强力感冒片 （强效片）	辛凉解表，清热解毒 用于流行性感冒引起的发热头痛、咳嗽、口干、咽喉疼痛等症	对乙酰氨基酚
感冒清片 （胶囊）	疏风解表，清热解毒 用于风热感冒，发热、头痛、鼻塞流涕、喷嚏、咽喉肿痛、全身酸痛等症	对乙酰氨基酚、马来酸氯苯那敏、盐酸吗啉胍
速感宁胶囊	清热解毒，消炎止痛 用于感冒、流行性感冒、咽喉肿痛以及小儿腮腺炎等症	对乙酰氨基酚、马来酸氯苯那敏
感冒灵胶囊 （冲剂）	解热镇痛 用于感冒引起的头痛、发热、鼻塞流涕、咽痛等症	对乙酰氨基酚、马来酸氯苯那敏、咖啡因
感特灵胶囊	清热解毒，清肺止咳 用于感冒初期引起的咳嗽、流清涕、头晕目眩等症	对乙酰氨基酚、马来酸氯苯那敏、咖啡因
治感佳片 （胶囊）	清热、解毒、解表 用于温病初起、感冒发热、头痛	对乙酰氨基酚、马来酸氯苯那敏、盐酸吗啉胍
复方感冒灵片 （胶囊）	辛凉解表，清热解毒 用于风热感冒及温病之发热、微恶风寒、头身痛、口干渴、鼻塞涕浊、咽喉红肿疼痛、咳嗽、痰黄黏稠	对乙酰氨基酚、马来酸氯苯那敏、咖啡因
金羚感冒片	辛凉解表，清热解毒 用于伤风感冒及上呼吸道感染	阿司匹林、马来酸氯苯那敏、维生素 C
新复方大青叶片	清瘟，消炎，解热 用于伤风感冒、发热头痛、鼻流清涕、骨节酸痛	马来酸氯苯那敏、维生素 C 咖啡因、异戊巴比妥

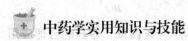

续表

品名	功效	含西药成分
抗感灵片	解热镇痛、消炎 用于感冒引起的鼻塞、流涕、咽部痒痛、咳嗽头痛、周身酸痛、高热不退以及由感冒引起的扁桃体炎、淋巴结炎等合并症	对乙酰氨基酚
贯黄感冒颗粒	辛凉解表，宣肺止咳 用于风热感冒、发热恶风、头痛鼻塞、咳嗽痰多	马来酸氯苯那敏
感冒安片	解热镇痛 用于感冒引起的头痛发热、鼻塞、咳嗽、咽喉痛	对乙酰氨基酚、马来酸氯苯那敏、咖啡因

2. 补虚药

品名	功效	含西药成分
力加寿片	补脾益肾，滋阴养血，益智安神 用于因年老体衰出现的疲乏、心悸、失眠、健忘、尿频等症，并可用于慢性病恢复期的体质增强	维生素E
维尔康胶囊	健脾固本，益气扶正，安神益智，延缓衰老 用于年老体虚、健忘、妇人脏躁、老人面色黑斑，亦可作胁痛、虚劳、久喘气短诸症的辅助治疗	维生素E、维生素C
复方酸枣仁胶囊	养血安神 用于心神不安、失眠、多梦、惊悸	四氢帕马丁
健脾生血颗粒	健脾和胃，养血安神 用于小儿脾胃虚弱及心脾两虚型缺铁性贫血；成人气血两虚型缺铁性贫血。症见面色萎黄或白，食少纳呆，腹胀脘闷，大便不调，烦躁多汗，倦怠乏力，舌胖色淡，苔薄白，脉细弱等	硫酸亚铁
维血康糖浆	补肾健脾，补血养阴 用于脾肾不足、精血亏虚、面色萎黄、眩晕耳鸣、腰膝酸软、倦怠体瘦，以及营养性贫血、缺铁性贫血属上述证候者	硫酸亚铁
益康胶囊	调节全身代谢，恢复细胞活力，改善心血管功能，健脑健身，延缓衰老，扶正固本 用于冠心病、高脂血症、脑动脉硬化、老年性视力减退。对甲状腺功能减退症和慢性老年性支气管炎患者有辅助治疗作用	维生素E、维生素A
抗脑衰胶囊	补肾填精，益气养血，强身健脑 用于因肾精不足、肝虚血亏所引起的精神疲惫、失眠多梦、头晕目眩、体乏无力、记忆力减退等	维生素E

续表

品名	功效	含西药成分
脑力宝丸	滋补肝肾，养心安神 用于肝肾不足、心神失养、健忘失眠、烦躁梦多、潮热盗汗、神疲体倦以及神经衰弱属上述证候者	维生素 E、维生素 B$_1$
更年舒片	滋补肝肾，养阴补血，化瘀调经，调气温肾，营养神经，调节代谢。 用于更年期障碍引起的月经不调、头昏、心悸、失眠等	谷维素、维生素 B$_6$
更年灵胶囊	温肾益阴，调补阴阳 用于妇女更年期综合征属阴阳两虚者	谷维素、维生素 B$_6$、维生素 B$_1$
玉金方胶囊（片）	补益元气，滋补肝肾，调气和血。 主治因元气亏虚，肝肾不足所致的心悸、胸痹 用于冠心病、动脉硬化、高脂血症、高血糖症以及精力不足、老年斑、早衰症	盐酸普鲁卡因、苯甲酸、亚硫酸钾、维生素 B$_1$、维生素 E、磷酸二钙、维生素 C
3. 降压药		
珍菊降压片	降压 用于高血压病	盐酸可乐定、氢氯噻嗪
4. 消化用药		
复方田七胃痛片（胶囊）	制酸止痛，理气化瘀，温中健脾，收敛止血 用于胃酸过多、胃脘痛、胃溃疡、十二指肠球部溃疡及慢性胃炎	氧化镁、碳酸氢钠
神曲胃痛片（胶囊）	止痛生肌，理气，健脾消食 用于胃酸过多、胃痛、消化不良、食欲不振	氢氧化铝、碳酸氢钠
复方陈香胃片	行气和胃，止酸止痛 用于气滞型胃脘疼痛、脘腹痞满、嗳气吞酸等症，以及胃及十二指肠溃疡、慢性胃炎见上述证候者	碳酸氢钠、重质碳酸镁、氢氧化铝
珍黄胃片	芳香健胃，行气止痛，止血生肌 用于气滞血瘀、湿浊中阻所致的胃脘胀痛、纳差吞酸等症，以及消化性溃疡、慢性胃炎见上述证候者	碳酸钙
活胃胶囊（散）	理气和胃，降逆止呕 用于肝郁气逆、脾胃不和引起的胸肋胀满、胃脘疼痛、气逆嘈杂、呕吐吞酸、消化不良	碳酸氢钠、碳酸镁
胃宁散（心痛口服液）	和胃止痛 用于胃胀、腹痛、消化不良	碳酸氢钠、三硅酸镁
复方猴头冲剂	治疗消化道溃疡 用于胃溃疡、十二指肠溃疡、慢性胃炎	硫酸铝、碱式硝酸铋、三硅酸镁

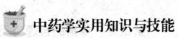

续表

品名	功效	含西药成分
溃疡宁片	制酸，解痉，止痛，止血，调整胃肠功能，促进溃疡面的愈 合用于胃及十二指肠溃疡	维生素 U、硫酸阿托品、氢氯噻嗪、盐酸普鲁卡因
谷海生片	补气健脾，行气止痛，活血和肌 用于脾虚、气滞血瘀所致的胃脘胀痛、食少体倦、嗳气吞酸以及消化性溃疡等病证	呋喃唑酮、甘珀酸钠、盐酸小檗碱
痢特敏片	清热解毒，抗菌止痢 用于急性痢疾、肠炎与腹泻属湿热证者	甲氧苄啶
消炎止痢灵片	清热燥湿，抗菌消炎 用于菌痢、胃肠炎等	甲氧苄啶
陈香露白露片	健胃和中，理气止痛 用于胃溃疡、糜烂性胃炎、胃酸过多、急慢性胃炎、肠胃神经症和十二指肠炎等	碳酸氢钠、碱式硝酸铋、氧化镁、碳酸镁
5. 糖尿病药		
消渴丸	滋肾养阴，益气生精 用于气血两虚型消渴病(非胰岛素依赖型糖尿病)。症见口渴喜饮、多尿、多食、易饥、消瘦、体倦无力、气短懒言等	格列本脲
消糖灵胶囊	益气养阴，清热泻火，益肾缩尿 用于糖尿病	格列本脲
6. 止咳、平喘、化痰药		
痰咳净散	通窍顺气，消炎镇咳，促进排痰 用于急慢性支气管炎、咽喉炎、肺气肿等引起的咳嗽多痰、气促、气喘等症	咖啡因
安嗽糖浆	润肺化痰，止咳平喘 用于痰热阻肺、喘息气短、咳嗽痰黏、口渴咽干	盐酸麻黄碱、氯化铵
清咳散	清热解毒，化痰镇咳 用于痰热阻肺而致的急慢性咽喉炎、上呼吸道炎症引起的痰多咳嗽	盐酸溴己新
舒咳枇杷糖浆	止咳祛痰 用于伤风弓1起的支气管炎	氯化铵
苏菲咳糖浆	祛痰镇咳 用于咳嗽、哮喘、多痰、支气管炎等病证	盐酸麻黄碱、氯化铵
舒肺糖浆	祛咳镇咳 用于急慢性支气管炎	盐酸麻黄碱、氯化铵

品名	功效	含西药成分
海珠喘息定片	平喘，祛痰，镇静，止咳 用于支气管哮喘、慢性支气管炎	盐酸氯苯那敏、盐酸去氯羟嗪
咳喘膏	止咳平喘，利湿祛痰 用于单纯性慢性气管炎、喘息性慢性气管炎、哮喘(除心脏引起的)等病证	盐酸异丙嗪
散痰宁糖浆	清肺、止咳、平喘 用于支气管炎、咳嗽痰多	盐酸麻黄碱、氯化铵
天一止咳糖浆	止咳、化痰、平喘 用于感冒、咳嗽、多痰、支气管性气喘等症	盐酸麻黄碱、氯化铵
芒果止咳片	宣肺化痰，止咳平喘 用于咳嗽、气喘、痰多	盐酸氯苯那敏
化痰平喘片	清热化，止咳平喘 用于急慢性气管炎、肺气肿、咳嗽痰多、胸满气喘	盐酸异丙嗪
镇咳宁糖浆	镇咳止痰 用于伤风咳嗽、支气管炎、哮喘等	盐酸麻黄碱、酒石酸锑钾
消咳宁片	止咳祛痰 用于感冒、咳嗽、气管炎、支气管哮喘等病证	盐酸麻黄碱、碳酸钙
咳特灵片 (胶囊)	镇咳，祛痰，平喘，消炎 用于咳喘及慢性支气管炎	马来酸氯苯那敏
消痰咳片	清热祛痰，止咳平喘 用于急慢性支气管炎的痰热证之咳嗽，痰黄难咯，或兼喘息之证候	盐酸依普拉酮、甲氧苄啶、磺胺林

7. 心脑血管药

品名	功效	含西药成分
脂降宁片	行气散瘀，活血通络，益精血，降血脂 用于胸痹心痛、眩晕耳鸣、肢体麻木、高脂血症或合并高血压病、冠心病、动脉硬化等高脂血症	维生素C、氯贝酸铝
冠通片	增加冠状动脉血流量，降低冠状动脉阻力，减少心肌耗氧量，并有低血压的作用 用于冠状动脉粥样硬化、心肌梗死、心绞痛及高血压病等病症	维生素C、猪去氧胆酸
脉君安片	平肝熄风，解肌止痛 用于高血压病、头痛眩晕、颐项强痛、失眠心悸、冠心病等病症	氢氯噻嗪

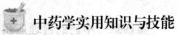

续表

品名	功效	含西药成分
脉络通颗粒	益气活血，化瘀止痛 用于胸痹引起的心胸疼痛、胸闷气短、头痛眩晕及冠心病心绞痛具有上述诸症以及卒中引起的肢体麻木、半身不遂等症	维生素 C、碳酸氢钠

8. 肝胆用药

品名	功效	含西药成分
复方五仁醇胶囊	清热利胆，平肝养血，降低丙氨酸转氨酶 用于迁延性、慢性肝炎	碳酸钙
胆益宁	舒肝止痛，清热利胆 用于急慢性胆囊炎、胆道感染、胆囊和胆道结石	胆酸钠

9. 理气、理血药

品名	功效	含西药成分
妇科十味片	舒肝理气，养血调经 用于肝郁血虚、月经不调、行经腹痛、闭经等症状	碳酸钙

五官科用药

品名	功效	含西药成分
鼻舒适片	清热消炎，通窍 用于治疗慢性鼻炎引起的喷嚏、流涕、鼻塞、头痛、过敏性鼻炎、慢性鼻窦炎	马来酸氯苯那敏
鼻炎康片	清热解毒，宣肺通窍，消肿止痛 用于急慢性鼻炎、过敏性鼻炎等	马来酸氯苯那敏
康乐鼻炎片	舒风清热，活血祛瘀，祛湿通窍 用于外感风邪、胆经郁热、脾胃湿热而致的伤风鼻塞、鼻室、鼻渊(急慢性鼻炎、过敏性鼻炎、鼻窦炎)	马来酸氯苯那敏
苍鹅鼻炎片	清热解毒，疏风通窍 用于风热蕴毒而致的过敏性鼻炎、慢性单纯性鼻炎及鼻窦炎引起的头痛、鼻塞、流涕等	马来酸氯苯那敏

儿科用药

品名	功效	含西药成分
小儿解热栓	解热，消炎 用于小儿感冒和上呼吸道感染等小儿发热	安乃近
婴儿散胶囊	健脾，消食，止泻 用于消化不良、乳食不进、腹痛腹泻	碳酸氢钠
复方鹧鸪菜散	驱虫消积 用于小儿蛔虫病	盐酸左旋咪唑
临江风药	疏风清热，开窍豁痰，平肝熄风，镇静止痉 用于小儿急慢性惊风；痰热壅盛、四肢抽搐等表里实热证	对乙酰氨基酚

续表

品名	功效	含西药成分
龙牡壮骨颗粒	强筋壮骨，和胃健脾 用于治疗和预防小儿佝偻病、软骨病；对小儿多汗、夜惊、食欲不振、消化不良、发育迟缓等症	维生素 D_2、葡萄糖酸钙
小儿止咳糖浆	祛痰，镇咳 用于小儿感冒引起的咳嗽	氯化铵
复方小儿退热栓	解热镇痛，利咽解毒，祛痰定惊 用于小儿发热、上呼吸道感染、支气管炎、惊悸不安、咽喉肿痛及肺热痰多咳嗽等病证	对乙酰氨基酚
外用药		
坤净栓	清热燥湿，去腐生肌 用于湿热下注之阴道炎、宫颈糜烂、宫颈炎等	呋喃唑酮
盆炎清栓	清热解毒，活血通经，消肿止痛 用于毒瘀蕴结胞宫、少腹胀痛、月经不调、痛经、白带过多；以及盆腔炎、附件炎见上述证候者	吲哚美辛
蜈蚣追风膏	拔毒生肌，消肿止痛 用于毒疮恶疮、痈疽发背、鼠疮瘰疬、乳腺炎	盐酸苯海拉明
伤可贴	止血，消炎，愈创 用于小面积外科创伤	氧化钙、呋喃西林、对羟基苯甲酸乙酯
麝香活血化瘀膏	活血化瘀，消炎止痛 用于关节扭伤、软组织挫伤、急性腰扭伤、腰肌劳损、肩周炎、未溃冻疮、结节性红斑	盐酸苯海拉明、盐酸普鲁卡因
顽癣净	驱风止痒，保湿杀虫 用于手癣、脚癣、股癣、体癣等各种皮肤癣症	苯甲酸、水杨酸
筋骨宁膏	活血化瘀，消肿止痛，疏筋活络 用于闭合性骨折及跌打损伤	水杨酸甲醋、盐酸苯海拉明
化痔栓	止血，止痛，消炎，解毒，收敛 用于内外痔疮、混合痔疮	次没食子酸铋
骨友灵贴膏	活血化瘀，消肿止痛 用于骨质增生引起的功能性障碍、软组织损伤及大骨节病所引起的肿胀疼痛	马来酸氯苯那敏
复方鼻炎膏	消炎，通窍 用于过敏性鼻炎、急慢性鼻炎及鼻窦炎	盐酸麻黄碱、盐酸苯海拉明
烂耳散	杀菌，消炎，防腐 用于耳肿、流脓、烂耳边、耳底溃疡	氧化锌、磺胺二甲嘧啶

续表

品名	功效	含西药成分
海呋龙散	杀菌，消炎，收敛止痛 用于耳郭湿疹、外耳道炎及创伤出血	呋喃西林
止咳灵气雾剂	舒张支气管 用于治疗支气管哮喘、哮喘型支气管炎等病证	克仑特罗
障翳散	行滞祛瘀，退障消翳 用于老年性白内障及角膜云翳	小檗碱、核黄素
其他类用药		
消痔灵注射液	收敛，止血 用于内痔出血、各期内痔、静脉曲张性混合痔	低分子右旋糖酐注射液
腰息痛胶囊	舒筋活络，去疲止痛，活血祛风 用于风湿性关节炎、肥大性腰椎炎、肥大性胸椎炎、颈椎炎、坐骨神经痛、腰肌劳损	对乙酰氨基酚
新癀片	清热解毒，活血化瘀，消肿止痛 用于热毒瘀血所致的咽喉肿痛、牙痛、胁痛、黄疸、无名肿毒等病证	吲哚美辛
强力康颗粒	扶正固本，滋补强壮 用于各种肿瘤放化疗期、急慢性肝炎、白细胞低下及慢性病	维生素 E

（二）含西药组分的中成药使用注意事项

1. 含格列本脲成分的中成药使用注意事项

格列本脲可促进胰岛 β 细胞分泌胰岛素，抑制肝糖原分解和糖原异生，增加胰外组织对胰岛素的敏感性和糖的利用，可降低空腹血糖与餐后血糖。服用过量易致低血糖。

2. 含西药成分治疗感冒的中成药使用注意事项

（1）含安乃近成分中成药的使用注意：安乃近多用于急性高热时退热，其退热作用强，易致患者大汗淋漓，甚至发生虚脱。

（2）含对乙酰氨基酚成分中成药的使用注意：对乙酰氨基酚也称扑热息痛，是乙酰苯胺类解热镇痛药，可用于感冒或其他原因引起的高热和缓解轻中度疼痛，一般剂量较少引起不良反应。长期大量使用对乙酰氨基酚，尤其是肾功能低下时，可出现肾绞痛或急性肾衰竭、少尿、尿毒症。

（3）含马来酸氯苯那敏成分中成药的注意事项　氯苯那敏也称扑尔敏，常用其马来酸盐，用于各种过敏性疾病，并与解热镇痛药配伍用于感冒，但有嗜睡、疲劳乏力等不良反应。

3. 含盐酸麻黄碱的中成药使用注意

（1）有交叉过敏反应，对其他拟交感胺类药，如肾上腺素、异丙肾上腺素等过敏者，要慎用此类药物。

（2）短期内反复使用可见药效逐渐减弱，日用药次数以不超过 3 次为宜，这样可使药物耐受现象减少到最低程度。

（3）大量与长期使用，可产生震颤、焦虑、失眠、头痛、心悸、心动过速、出汗以及有发热感，故应注意防止大量与长期使用此类药物。

（4）服药期间忌食辛辣、油腻食物。

（5）心脏病、糖尿病患者、儿童、体质虚弱者及脾胃虚寒者慎用。

（6）服药期间，若患者出现高热，体温超过 38℃，或是喘促气急加重，痰量明显增多者应到医院就诊。

（7）孕妇和哺乳期妇女禁用。

（8）凡是甲状腺机能亢进、高血压、动脉硬化和心绞痛等病人，应禁用此类药物。

（9）晚间服用此类药物可引起中枢神经兴奋和心悸等，故应加用适量镇静药用以防止失眠。

4. 含吲哚美辛的中成药使用注意事项

吲哚美辛的不良反应发生率高达 35%～50%，其中约 20% 的患者常因不能耐受而被迫停药。常见的有：

（1）胃肠道反应：如恶心、呕吐、厌食、消化不良、胃炎、腹泻，偶有胃溃疡、穿孔、出血。

（2）中枢神经系统反应：头痛、眩晕、困倦，偶有惊厥、周围神经痛、晕厥、精神错乱等。

（3）造血系统损害。

（4）过敏反应：常见为皮疹、哮喘、呼吸抑制、血压下降等。

（5）可引起肝肾损害。

鉴此，溃疡病、哮喘、帕金森病、精神病患者、孕妇、哺乳期妇女禁用；14 岁以下儿童一般不用；老年患者、心功能不全、高血压病、肝肾功能不全、出血性疾病患者慎用；且不宜与阿司匹林、丙磺舒、钾盐、氨苯蝶啶合用。

5. 含有氢氯噻嗪中成药的使用注意

反应最常见为低血钾，同时因其可抑制胰岛素释放，可使糖耐量降低，哺乳期妇女不宜服用。

章节习题

一、单项选择题

1. 不能与海藻、昆布合用的是(　　)。
   - A. 硝酸甘油
   - B. 镇咳药
   - C. 治疗甲状腺功能亢进的西药
   - D. 三环类抗抑郁药
   - E. 降糖西药

2. 不能与金银花、连翘、鱼腥草合用的(　　)。
   - A. 四环素族抗生素
   - B. 菌类制剂
   - C. 具有还原性西药
   - D. 碱性西药
   - E. 抗风湿液

3. 不能与蒽醌类的中药合用的有(　　)。
   - A. 含金属离子的西药
   - B. 菌类制剂西药
   - C. 具有还原性的西药
   - D. 碱性较强的西药
   - E. 胰岛素及磺脲类降糖西药

4. 不能与含麻黄碱的中药合用的西药有(　　)。
   - A. 巴比妥
   - B. 强心药、降压药
   - C. 多酶片、胃蛋白酶
   - D. 磺胺类
   - E. 扑热息痛

5. 不能与含氰苷的中药合用的西药有(　　)。
   - A. 咳必清
   - B. 阿司匹林、水杨酸钠
   - C. 多酶片、胃蛋白酶
   - D. 磺胺类
   - E. 扑热息痛

6. 甘草和呋喃唑酮联合应用可以(　　)。
   - A. 协调增效
   - B. 降低毒副反应
   - C. 减少剂量
   - D. 减少禁忌，扩大适应范围
   - E. 药效上拮抗

7. 含鞣质的中药与含酶的西药同用后(　　)。
   - A. 形成金属螯合物，减少肠道吸收
   - B. 血药浓度增加，甚至发生中毒性肝炎
   - C. 肝药酶诱导使代谢产物增加，增加西药的不良反应
   - D. 降低酶的效价，影响药物代谢
   - E. 药效学产生协同增效作用

8. 中药酒剂与三环类抗抑郁药合用后(　　)。
   - A. 降低西药的作用时间和作用强度
   - B. 形成金属螯合物，减少肠道吸收
   - C. 血药浓度增加，甚至发生中毒性肝炎
   - D. 肝药酶诱导使代谢产物增加，增加西药的不良反应

E. 体内代谢加快，药效降低

9. 香连丸与甲氧苄啶同用后（　　）。

    A. 两者产生药理拮抗作用

    B. 药理作用叠加，产生毒性

    C. 抗菌活性增强

    D. 酸碱性药物发生相互作用，加快药物排泄速度，使药效降低

    E. 形成金属螯合物，减少肠道吸收

10. 煅龙骨、煅牡蛎等碱性中药与呋喃妥因、头孢类药物联用后，可以（　　）。

    A. 降低西药的作用时间和作用强度　　B. 形成金属螯合，减少肠道吸收

    C. 血药浓度增加，甚至发生中毒性肝炎　　D. 体内代谢加快，药效降低

    E. 溶解性降低，增加药物的肾毒性

11. 乌梅、山楂在与大环内酯类药物合用时，会使磺胺类药物（　　）。

    A. 在体内分解　　　　　　　　　　　　B. 形成金属螯合物，减少肠道吸收

    C. 血药浓度增加，甚至发生中毒性肝炎　　D. 代谢产物增加

    E. 溶解降低，增加药物的肾毒性

12. 牛黄解毒片与四环素类抗生素同时服用后，可以（　　）。

    A. 影响药物吸收　　　　　　　　　　　B. 减低在胃肠道的吸收

    C. 影响药物分布　　　　　　　　　　　D. 影响药物代谢

    E. 影响分布

13. 蒲黄炭、荷叶炭与西药酶制剂同服后，可以（　　）。

    A. 影响药物吸收　　B. 影响药物代谢　　C. 影响药物分布

    D. 产生拮抗作用　　E. 影响分布

14. 高血压病证属肝肾阴虚、风阳上扰时，可以联合应用的中药是（　　）。

    A. 生脉饮、一清胶囊　　　　　　　　　B. 脑立清、六味地黄丸

    C. 脑立清、生脉饮　　　　　　　　　　D. 清眩丸、六味地黄丸

    E. 清眩丸、生脉饮

15. 痰咳净散中含有（　　）。

    A. 吲哚美辛　　　　B. 维生素 E　　　　C. 咖啡因

    D. 硫酸亚铁　　　　E. 谷维素

16. 新癀片中含有（　　）。

    A. 吲哚美辛　　　　B. 维生素 E　　　　C. 咖啡因

    D. 硫酸亚铁　　　　E. 谷维素

17. 消渴丸、消糖灵胶囊中含有的西药是（　　）。

    A. 咖啡因　　　　　B. 格列本脲　　　　C. 谷维素

    D. 对乙酰氨基酚　　E. 盐酸麻黄碱

18. 石膏、龙骨等中药不可与下面何药合用（　　）。

    A. 维生素 B_1　　　B. 奎尼丁　　　　　C. 利福平

D. 去痛片   E. 洋地黄

19. 山楂、五味子不应与下列何药同用(　　)。
    A. 多酶片   B. 胃舒平   C. 胰岛素
    D. 异烟肼   E. 四环素

20. 可减少丝裂霉素 C 的不良反应的中药是(　　)。
    A. 人参汤   B. 枳术丸   C. 归脾汤
    D. 十全大补汤   E. 补中益气汤

21. 可减轻抗结核药对肝损害的中药是(　　)。
    A. 小柴胡汤   B. 大柴胡汤   C. 逍遥散
    D. 柴葛解肌汤   E. 柴胡疏肝丸

22. 治疗体位性低血压病时，可与血管收缩药联用的中药是(　　)。
    A. 黄连解毒汤和大柴胡汤   B. 越婢加术汤和分消汤
    C. 大柴胡汤和茵陈蒿汤   D. 苓桂术甘汤和真武汤
    E. 钩藤散和柴胡加龙骨牡蛎汤

23. 治老年高血压病时甲基多巴可与下列何方同用(　　)。
    A. 小柴胡汤和人参汤   B. 苓桂术甘汤和真武汤
    C. 小青龙汤和柴胡桂枝汤   D. 八味地黄丸和人参汤
    E. 钩藤散和柴胡加龙骨牡蛎汤

24. 可消除链霉素引起的耳鸣、耳聋的中药是(　　)。
    A. 黄柏   B. 黄芩   C. 黄连
    D. 黄精   E. 黄芪

25. 可降低因化疗药物而引起的白细胞降低等副作用的中药是(　　)。
    A. 黄柏   B. 黄芩   C. 黄连
    D. 黄精   E. 黄芪

26. 不宜与排钾性利尿药联用的中药复方是(　　)。
    A. 含人参类中药复方   B. 含大枣类中药复方
    C. 含干姜类中药复方   D. 含甘草类中药复方
    E. 含柴胡类中药复方

27. 可以增强灰黄霉素抗菌作用的中药是(　　)。
    A. 茵陈蒿   B. 枳实   C. 麻黄
    D. 甘草   E. 桂枝

28. 治疗胆囊炎时与庆大毒素协同增效的中药是(　　)。
    A. 鱼腥草   B. 黄连   C. 半夏
    D. 大黄   E. 枳实

29. 逍遥散或三黄泻心汤联用下列哪类西药可提高西药的疗效(　　)。
    A. 抗炎类药   B. 降压类药   C. 内分泌类药
    D. 催眠镇静类药   E. 抗痉挛类药

30. 与苯妥英钠等抗癫痫药物联用而能提高抗癫痫效果的中药是(　　)。

　　A. 麦门冬，茵陈蒿　B. 石菖蒲，地龙　　C. 枳实，川芎

　　D. 当归，桂枝　　　E. 人参，附子

31. 延胡索与何西药制成注射液，止痛效果明显增加(　　)。

　　A. 速尿　　　　　　B. 阿托品　　　　　C. 青霉素

　　D. 氨茶碱　　　　　E. 氢化可的松

32. 与颠茄类生物碱的中药合用后可增加毒性的西药有(　　)。

　　A. 异烟肼、氯丙嗪　B. 扑热息痛　　　　C. 强心苷类

　　D. 维生素 B₁　　　E. 氨茶碱、胃舒、乳酸钠

二、配伍选择题

1. 中西药联用的使用注意：

　　A. 含盐酸麻黄碱的中成药　　　　　　B. 含吲哚美辛的中成药

　　C. 含马来酸氯苯那敏的中成药　　　　D. 含氢氯噻嗪的中成药

　　E. 含格列本脲的中成药

　　(1) 可引起前列腺肥大患者排尿困难的中药是(　　)。

　　(2) 14 岁以下儿童一般不用(　　)。

　　(3) 磺胺过敏、白细胞减少患者应禁用(　　)。

　　(4) 有嗜睡、疲劳乏力等不良反应的药是(　　)。

2. 中西药联用的使用禁忌：

　　A. 含盐酸麻黄碱的中成药　　　　　　B. 含吲哚美辛的中成药

　　C. 含马来酸氯苯那敏的中成药　　　　D. 含氢氯中成药

　　E. 含格列本脲的中成药

　　(1) 动脉硬化、心绞痛患者应禁用(　　)。

　　(2) 溃疡病、哮喘、帕金森病的病人不宜服用(　　)。

　　(3) 最常见的不良反应是低血钾和血糖升高的药为(　　)。

　　(4) 服用过量可致低血糖的药是(　　)。

3. 中西药联用的协同作用：

　　A. 桂枝汤　　　　　B. 芍药甘草汤　　　C. 小青龙汤

　　D. 济生肾气丸　　　E. 六君子汤

　　(1) 可与皮质激素类药联用而减少其副作用的中成药是(　　)。

　　(2) 可与降糖药联用而减少其副作用的中成药是(　　)。

　　(3) 可与解痉药联用而减少其副作用的中成药是(　　)。

　　(4) 可与抗组胺药联用而减少其副作用的中成药是(　　)。

4. 中西药联用的协同应用：

　　A. 真武汤　　　　　B. 小柴胡汤　　　　C. 芍药甘草汤

　　D. 茵陈蒿汤　　　　E. 黄连解毒汤

　　(1) 能与利尿药联用，增加其利尿作用的是(　　)。

（2）可与西药解痉药联用的是（　　）。

（3）可与西药利胆药联用的是（　　）。

（4）可与抗动脉粥样硬化，降血脂药联用的是（　　）。

（5）可与西药抗肿瘤药联用的是（　　）。

5. 中西药联用的协同增效：

　A. 抗癫痫药　　　　B. 氢化可的松　　　C. 灰黄霉素

　D. 甲基多巴　　　　E. 镇静药

（1）与逍遥散合用后可增强疗效的西药是（　　）。

（2）与甘草合用后协同抗炎抗变态反应的西药是（　　）。

（3）与茵陈蒿联用可增强疗效的西药是（　　）。

（4）与钩藤散合用后有利于改善对老年高血压症的治疗的西药是（　　）。

6. 中西药联用的协同增效表现：

　A. 小青龙汤　　　　B. 苓桂术甘汤　　　C. 麻黄

　D. 枳实　　　　　　E. 柴胡桂枝汤

（1）与庆大霉素联用可以增强抗感染作用的中药是（　　）。

（2）与氨茶碱联用可以提高对支气管哮喘疗效的中药是（　　）。

（3）与治疗消化性溃疡的西药联用增强治疗效果的中药是（　　）。

（4）治疗细菌性肺炎可以与青霉素联用的中药是（　　）。

（5）与血管收缩药甲磺酸二氢麦角胺联用增强治疗体位性低血压的药是（　　）。

7. 中西药联用举例：

　A. 丹参注射液　　　B. 四逆汤　　　　　C. 炙甘草汤

　D. 香连化滞丸　　　E. 六味地黄丸

（1）治疗甲状腺功能亢进可以与甲巯咪唑联用的是（　　）。

（2）治疗甲状腺功能低下可以与左旋甲状腺素联用的是（　　）。

（3）呼吸系统反复感染的患者用抗生素治疗时可以同时服用（　　）。

（4）与强的松联用可协同治疗结节性多动脉炎的中药是（　　）。

（5）与痢特灵联合应用协同治疗细菌性痢疾的中药是（　　）。

8. 中西药不合理联用因素：

　A. 影响药物透过生物膜吸收　　　　　　B. 影响药物在胃肠道的稳定

　C. 发生酶促反应　　　　　　　　　　　D. 发生酶抑反应

　E. 影响分布

（1）中药酒剂不能与苯巴比妥合用，是因为会（　　）。

（2）大活络丹与去甲肾上腺素同用会（　　）。

（3）含鞣质的中药与蛋白酶同用时会（　　）。

（4）银杏叶与地高辛合用会（　　）。

9. 中西药联用协同作用：

　A. 影响药物透过生物膜吸收　　　　　　B. 影响药物在胃肠道的吸收

　C. 发生酶促反应　　　　　　　　　　　D. 发生酶抑反应

E. 影响分布

（1）牛黄解毒片与红霉素片联合用药后会（　　）。

（2）六味地黄丸与林可霉素同用后会（　　）。

（3）含鞣质的药物与口服西药合用后会（　　）。

（4）石膏与四环素类抗生素联用后会（　　）。

（5）中药硼砂与庆大霉素同用后会（　　）。

10. 中西药联用举例：

A. 合理联用　　　　　　　　　　B. 合用时产生拮抗作用

C. 不同功效的药物不合理联用　　D. 合用后可使有毒药物增量

E. 含十八反、十九畏的中成药联用

（1）柏子养心丸与牛黄解毒丸联合用药属于（　　）。

（2）朱砂安神丸与天王补心丹联合用药属于（　　）。

（3）利胆排石片与纯阳正气丸联合用药属于（　　）。

（4）附子理中丸与黄连上清丸联合用药属于（　　）。

第五章　特殊人群的中药应用

第一节　老年人的中药应用

一、老年人合理应用中药的原则

老年人随年龄增长，细胞也逐渐衰老。细胞衰老主要表现为细胞数减少、细胞内水分减少、组织局部血液灌流量减少、总蛋白减少等"四少"现象。老年人肝肾功能、免疫功能均比成年人减低 $1/3 \sim 1/2$，致使血液内药物浓度较一般成年人为高，药物半衰期亦比一般人明显延长。根据老年人身体机能的特点临床用药应严格谨慎。

（一）辨证论治，严格掌握适应证

老年人体虚多病，病情往往复杂多变，若药物使用不当可使病情急转直下，甚至无法挽救，故首先应明确是否需要进行药物治疗。

如疮疡日久、大失血患者即使有表证也应慎用解表药，表虚自汗、阴虚盗汗禁用发汗力较强的解表药，实热证、津血亏虚者忌用温里药。再如羚羊解毒片有疏风、清热解毒功效，治疗外感风热效果好，用于外感风寒者则会加重病情；而川贝止咳糖浆治疗风寒感冒咳嗽有效，若用于肺热咳嗽则会加重病情。

（二）熟悉药品，恰当选择应用

由于老年人的靶器官或细胞的敏感性增强，使他们对药物的反应比年轻人强烈，特别是对中枢神经抑制药物、降血糖药物、心血管系统药物反应特别敏感，在正常剂量下的不良反应增加，甚至出现药源性疾病，因此在联合用药中应高度重视。

（1）如麝香保心丸与地高辛等强心类药物联合用药。由于麝香保心丸中所含蟾酥的基本化学结构与强心苷相似，在化学结构上有相似之处，故具有与强心苷类药物地高辛相似的强心作用，联合应用势必会造成相同或相似功效的累加，产生拟似效应，诱发强心苷中毒，出现频发性早搏等心律失常等不良反应。

（2）将银杏叶及其提取物制剂和法莫替丁片同时服用。法莫替丁片为抗溃疡抗酸药，与含有多量黄酮类成分的银杏叶制剂同时服用可产生络合效应，形成螯合物，影响疗效。因此，在服用抗酸类西药时应避免与含黄酮类的中药如复方丹参片、复方丹参滴丸、银杏叶片等同时应用，应分时应用，一般来讲，以间隔1h为宜。

（3）对患有糖尿病的心脑血管患者用培元通脑胶囊、益心通脉颗粒、活血通脉片等含有甘草、人参、鹿茸等成分的中成药使降糖药的疗效降低。

（4）含有糖皮质激素样物质的中药甘草、鹿茸应避免与阿司匹林合用，防止加重对胃黏膜的损伤。

（三）选择合适的用药剂量

老年人肝肾功能多有不同程度的减退或合并多器官严重疾病。因此，用药要因人而异，一般应从"最小剂量"开始。尤其对体质较弱，病情较重的患者切不可随意加药。

如甘草1~3g能调和药性，5~15g能益气养心，大量服用或小量长期使用，患者可出现水肿、低血钾、血压升高等；大黄用量1~5g泻下，小剂量0.05~0.3g收敛而便秘；苏木量小和血，量大破血。长期使用黄花夹竹桃（含强心苷），会发生洋地黄样蓄积中毒。胖大海作为保健饮料长期泡服，易致大便溏泻、饮食减少、脘腹痞闷、消瘦。长期服用天王补心丹、朱砂安神丸、紫雪丹、至宝丹等，会因蓄积而出现慢性汞中毒等。

老年人使用某些中药要酌情减量。如阿胶、熟地、玄参等汁厚滋腻，易滞胃膈；甘草、大枣、炙黄芪甘味过重，使人气壅中满；黄芩、黄连、黄柏苦寒燥剂，易伤脾阳；川芎耗气，红花破血。以上药物用量均不宜过大。有些常用的中药或成方制剂，含有有毒的物质，老年人也不宜久服和多服。

二、老年人合理服用滋补药的注意事项

老年人由于生理功能的衰退，常感到体力、精力不如往年，总想用些滋补药来增强体质，延年益寿。但在使用滋补药时，要严格遵照中医的辨证论治，按需行补，不需不补。如果不辨病证，不分气血、阴阳、寒热、温凉，

滥用补药，很容易引起病情加重或诱发新的疾病。

老年慢性支气管炎日久会出现肺阴虚象，宜用西洋参、沙参等，益气养阴清热，若用红参，偏于甘温，反而使余邪复燃，病情加重。所以老年人选用补药应弄清自己的体质情况，属于哪一种证型，再根据补药的药性，合理选用。

肾阴虚老人宜服用六味地黄丸；心虚老人宜服人参归脾丸。

中医讲究按季节时令使用滋补药，即"春暖平补""夏暑轻补""秋燥润补""冬寒大补"。四季比较，以秋冬为佳，尤以冬季最佳。

第二节　妊娠期患者和哺乳期患者的中药应用

一、妊娠期患者的中药应用

若孕妇出现发热（因感染性疾病等原因），体温上升 1.5℃就可以导致胎儿畸形，致畸的部位和程度与母体发热时间的长短、热度和胎龄有关，故及时用药治疗十分必要。说明书中有关中药妊娠禁忌的描述一般有禁用、忌用和慎用 3 种。

如舒筋活络酒（乙醇 50%~57%），《中国药典》标示孕妇慎用，但医师或药师可按"禁用"对待，禁止孕妇服用。对部分药物，如藿香正气水（乙醇 40%~50%）、柏子养心丸（朱砂 38%）等，《中国药典》甚至未作任何妊娠禁忌标注，类似情况并不少见。对此，用药时要慎重选择。

二、哺乳期患者的中药应用

哺乳期患者应慎用中药。乳母服用某些中药后，药物会通过乳汁进入新生儿体内，所以应该注意哪些药物能通过母乳影响新生儿。这些药物可分为 3 类：影响最大的是乳汁中浓度高于乳母血中浓度的药物；其次是乳汁中浓度与乳母血中浓度相似的药物；再次是乳汁中浓度小于乳母血中浓度的药物。对于乳汁中浓度大于乳母血浓度的药物最好不用，或用量要小。例如：复方甘草口服液（含可待因），这些药虽在乳汁中量小，但因哺乳量大，新生儿对这类药物特别敏感，以不用为好。

第三节　婴幼儿患者的中药应用

一、婴幼儿患者合理应用中药的原则

婴幼儿机体正处于生长发育的过程之中，不论在肌肤、脏腑、筋骨、津液等方面均柔弱不足。在这个时期，许多器官和组织尚未发育成熟，新陈代谢旺盛，吸收、排泄都比较快，对药物敏感性强。由于中药疗效好、副作用小，许多小儿常见病、疑难病中医中药疗效独特，因此现代临床对中医中药治疗小儿常见病、疑难病应用颇多。

1. 用药及时，用量宜轻

小儿得病急，变化快，因此用药要及时。小儿脏腑娇嫩，对药敏感，处方要精，用量要轻。

2. 宜用轻清之品

小儿脏气清灵，对大苦、大辛、大寒、大热、攻伐和药性猛烈的药物要慎用。

若为风热表证，当以辛凉解散表邪，以银翘散、桑菊饮为主。对外有表邪，内有火热之发热，仍以辛凉解表。顺其大热之势清而扬之，不宜用苦寒退热之品，以免闭遏邪气于里，攻伐正气；如属必用，则宜少量，中病即止。

3. 宜佐健脾和胃之品

小儿脾气不足，消化能力差，因此应佐以健脾和胃，消食导滞之山药、山楂、陈皮、六神曲、麦芽、鸡内金、白术等。

4. 宜佐凉肝定惊之品

小儿体属"纯阳"，热病偏多，且肝常有余，易出现肝热抽搐、惊风之症。救治小儿疾病特别是外感病邪，出现壮热、烦躁、惊惕等症，则应在清热透解之时，佐以平肝熄火之蝉蜕、钩藤、僵蚕、地龙等。

5. 不宜滥用滋补之品

小儿生机旺盛，宜饮食调理，不宜滥用滋补之品，否则会使机体阴阳失衡，伤及脏腑气机。

二、婴幼儿患者应用中药的注意事项

（1）对于体虚夹湿热，而有口臭、便秘、舌苔黄腻的患儿应先用清热除湿的藿香、黄芩、黄连、薏苡仁、陈皮等，使热清湿化，然后再服调补中药。

（2）对平时易感冒、多汗，属于气虚的儿童，可服用补气固表的黄芪、太子参、白术等。

（3）若消瘦、面色萎黄、厌食、大便溏稀者，属于脾虚者，可选用健脾和胃消食的山药、茯苓、白术、白扁豆、稻芽等。

（4）若面色苍白、神疲乏力、夜寐不安、舌质淡，属于气血两虚的儿童，可给予益气养血的黄芪、党参、当归、黄精、首乌、大枣等。

（5）有些儿童生长发育迟缓，尿频，面色苍白，舌胖，属于肾虚，宜用补肾的补骨脂、菟丝子、肉苁蓉、熟地等。

总之，健康小儿不必进补，尤其婴幼儿更不宜乱进补。

第四节　肾功能不全者的中药应用

肾脏是人体重要生命器官，具有诸多生理功能：排泄功能、调节功能、内分泌功能等。

一、肾功能不全者用药基本原则和注意事项

肾功能不全时，药物代谢和排泄会受到影响。对于同一药物、相同剂量，肾功能正常患者使用可能是安全的，但对于肾功能不全患者则可能会引起蓄积而加重肾脏损害。由于药物的有限性（品种、疗效有限）和疾病的无限性（疾病种类、严重程度无限），所以对肾功能不全者进行药物治疗时，不能简单地以疾病是否治愈作为判断用药是否合理为标准，还应考虑所用药物对肾脏有无损害，特别注意在品种和剂量上的选择应慎重。肾功能不全者用药基本原则和注意事项如下。

（1）明确疾病诊断和治疗目标；

（2）忌用有肾毒性的药物；

（3）注意药物相互作用，避免产生新的肾损害；

（4）坚持少而精的用药原则；

（5）定期检查，及时调整治疗方案。

二、常见对肾功能有影响的中药

（一）植物类

1. 含生物碱类

雷公藤、草乌、益母草、蓖麻子、麻黄、北豆根等均可导致急性肾功能衰竭，而且含上述中药的一些制剂也可引起肾损害甚至急性肾功能衰竭。

2. 含其他成分类

马兜铃、天仙藤、寻骨风等均含马兜铃酸，中毒可致肾小管坏死出现面部浮肿，渐至全身水肿、尿频尿急，甚至出现急、慢性肾功能衰竭及尿毒症而死亡。含蛋白类（巴豆）、含挥发油类（土荆芥）、含皂苷类（土牛膝）、含蒽醌苷类（芦荟）和含其他苷类（苍耳子）等也可导致急性肾功能衰竭。患者需遵从医嘱慎服，肾功能不全者应避免使用该类药物。

另外，近年有报道称，茴香桔梗丸、云南白药、葛根素注射液、复方丹参注射液等中成药也可引起急性肾功能衰竭。

（二）动物类

1. 斑蝥

斑蝥的肾毒性极强，主要含有斑蝥酸酐，超量内服或外用或制药不慎均可引起中毒。因毒性强，发病迅速，故若治疗不及时可致肾功能不能完全恢复，甚至死亡。

2. 鱼胆

胆毒鱼类的鱼胆含有胆汁毒素，造成肝、肾、脑的细胞广泛中毒坏死。

3. 海马

别名水马、马头鱼。性温、入肾经，有温肾壮阳、活血散瘀作用。提取物含雄激素，治疗肾炎、肾阳不足。煎服偶可引皮肤紫斑、蛋白尿及肾功能减退。

4. 其他

蜈蚣应用时要严格限制剂量。引起急性肾衰的含动物类中成药有牛黄解毒片、安宫牛黄丸、蚂蚁丸、蛔虫散。

（三）矿物类

1. 含砷类

含砷类中药有砒石、砒霜、雄黄、红矾以及中成药牛黄解毒片、安宫牛黄丸、牛黄清心丸、六神丸、砒枣散等均含砷元素，被服用后可水解生成 3 价砷离子，3 价砷离子对机体的毒性是多方面的，首先危害神经细胞，使中枢神经中毒，产生一系列中毒症状，临床表现有剧烈恶心、呕吐、腹痛、腹泻等消化系统症状和转氨酶升高、黄疸、血尿、蛋白尿等肝功能损害。

2. 含汞类

含汞类中药有朱砂、升汞、轻粉、红粉，以及中成药安宫牛黄丸、牛黄清心丸、朱砂安神丸、天王补心丹、安神补脑丸、苏合香丸、人参再造丸、大活络丹等，均含汞元素。被服用后可水解成 2 价汞离子，2 价汞离子被机体吸收后迅速弥散到各个器官和组织，并可通过血-脑屏障进入脑组织，过量服用可产生各种中毒症状。泌尿系统表现为少尿、蛋白尿，严重者可致急性肾功能衰竭。

三、中药引起肾损伤的防治原则

预防药物性肾损伤，首先要严格掌握各种药物应用的适应证，避免滥用。其次也应注意下述事项。

（1）药物应用中注意剂量、疗程，用药期间严密监测尿酶、尿蛋白及肾功能。

（2）数种药物并用时，注意药物间的相互作用。

（3）部分中草药有特殊煎煮时间要求，如山豆根煎煮时间越长，则毒性作用越强。

（4）如果因慢性病需长期服用某类中药，对有蓄积可能的药物，应采用少量、间断服药的方法。

（5）一旦发现有肾损害，应立即停药。

第五节　肝功能不全者的中药应用

一、肝功能不全者用药基本原则和注意事项

肝脏是人体内进行解毒及药物转化和代谢的最重要器官之一，最容易遭受药物或毒物的侵袭而损及肝脏的结构和功能。所以，肝功能不全者应在医师指导下慎重、合理地选择药物，用药要少而精，避免加重肝脏损伤。

（1）明确疾病诊断和治疗目标；

（2）忌用有肝毒性的药物；

（3）注意药物相互作用，避免产生新的肝损害；

（4）坚持少而精的用药原则；

（5）定期检查肝功能，及时调整治疗方案。

二、引起肝损伤的中药及其主要化学物质

（一）植物类

1. 生物碱类

为一类含氮有机化物，普遍存在于各科植物中，具有很强的生理活性，对机体具有毒副作用的生物碱大多数侵害中枢神经及自主神经系统，但也有一些生物碱具有典型的肝脏毒性，如含有吡咯双烷生物碱的中草药包括菊科的千里光属(知千里光、菊三七等)、款冬属、蜂斗菜属、泽兰属，紫草科的紫草属、天芥菜属，可引起肝细胞坏死、肝纤维化，继而发展为肝硬化。

2. 苷类

皂苷有局部刺激作用，有的还有溶血作用。含皂苷的中药有三七、商陆、黄药子等，黄药子是目前公认的肝脏毒性中药。

3. 毒蛋白类

毒蛋白主要存在于一些中药的种子中，如苍耳子、蓖麻子、望江南子、相思豆等，其中蓖麻毒蛋白的作用机制是阻断蛋白质的合成，和相思豆毒蛋白机制相似，相思豆蛋白的毒性反应使肝脏坏死，淋巴充血。

4. 多肽类

有一些毒性较大的活性肽，其中毒蕈植物中毒蕈伞对肝脏损害最重，其毒素为毒伞肽和毒肽。

5. 萜与内酯类

萜类在自然界分布广泛，种类繁多，不少萜类化合物对肝脏有明显毒副作用，但肝损伤机制还不甚明了。含萜类的中药包括有川楝子、黄药子、艾叶等，其中川楝子是含萜类肝脏毒性中药中最典型的一类药物，能引起急性中毒性肝炎，出现转氨酶升高、黄疸、肝肿大。

6. 鞣质类

鞣质广泛存在于各种植物中，一般分为缩合鞣质和可水解鞣质。研究表明，缩合鞣质的毒性较低，对肝脏无毒或只有轻度损害，而可水解鞣质

的毒性较高，是直接肝脏毒，长期大量应用可引起肝小叶中央坏死、脂肪肝、肝硬化。含可水解鞣质的中药包括五倍子、石榴皮、诃子等，其中五倍子中含有大量可水解鞣质，进入机体后几乎全部被分解成倍酸与焦酸，极大量时可引起灶性肝细胞坏死。

（二）动物类

1. 蜈蚣

蜈蚣含有类似蜂毒的毒性成分，即组织胺样物质及溶血蛋白质，可引起溶血作用及过敏反应，对肾脏及肝脏造成损伤。

2. 鱼胆

对肝脏损伤的作用机制可能是胆汁毒素直接作用于肝，造成器官的损害，引起功能障碍，肝脏病理表现为肝细胞普遍水肿，部分细胞水样变性或胞浆嗜酸性增强，可见点状或灶状乃至较广泛坏死。

3. 蟾蜍

蟾蜍能产生强烈的刺激性物质蟾蜍毒素，能致使肝脏损害。具体的致毒机制还不清楚。

4. 斑蝥

斑蝥主要含有斑蝥素、脂肪、树脂、蚁酸及色素等。其中斑蝥素具有一定的肝脏毒性，致肝细胞混浊肿胀，脂肪变性、坏死。

5. 猪胆

猪胆含有组胺类物质，可引起变态反应，其中的胆盐及氰化物，也可能引起肝损害。

（三）矿物类

1. 含汞矿物药

含汞矿物药有朱砂、银朱、红粉、轻粉、白降丹，其中朱砂系天然的砂石，主要成分是硫化汞（HgS 含量约占 96%）。

2. 含砷矿物药

含砷矿物药包括砒石、雄黄、代赭石等，其毒性成分主要是三氧化二砷（As_2O_3），即砒霜，其原浆毒作用可抑制含巯基酶活性，使肝脂肪变性，肝小叶中心坏死，心、肠充血，皮细胞坏死。

3. 含铅矿物药

含铅矿物药包括铅丹、密陀僧等，铅是多亲和性毒物，作用于全身各个系统，主要损害神经、造血、消化和心血管系统，致使肝损伤。

章节习题

一、单项选择题

1. 三物白散中含有(　　)。
   A. 轻粉　　　　　　　　B. 马钱子　　　　　C. 巴豆
   D. 雄黄　　　　　　　　E. 朱砂

2. 甘草的应用下面说法正确的是(　　)。
   A. 1~3g 益气养心　　　　　　　　　　B. 5~15g 调和药性
   C. 1~3g 引起水肿、血压升高　　　　　D. 5~15g 引起低血钾
   E. 5~15g 益气养心

3. 长期服用朱砂安神丸可以出现(　　)。
   A. 慢性肾功能衰竭　　　　　　　　　　B. 洋地黄样蓄积中毒
   C. 大便溏泄、饮食减少、脘腹胀闷、消瘦　D. 慢性汞中毒
   E. 水肿、低血钾、血压升高

4. 其所含成分可刺激和损害胃肠黏膜,适量吸收后损伤肝脏,并能引起神经系统和心血管损害,甚至休克和呼吸中枢麻痹的药是(　　)。
   A. 苍耳子　　　　　B. 苦楝子　　　　　C. 油桐子
   D. 望江南子　　　　E. 蓖麻子

5. 其主要成分经脱脂后,水浸液可提出以中含葡萄糖和鼠李糖苷样物质具有毒性作用的药是(　　)。
   A. 苍耳子　　　　　B. 蓖麻子　　　　　C. 油桐子
   D. 望江南子　　　　E. 金果榄

6. 属于气血两虚的儿童可给予益气养血(　　)。
   A. 补骨脂、菟丝子、肉苁蓉　　　　B. 黄芪、太子参、白术
   C. 人参、冬虫夏草　　　　　　　　D. 山药、白扁豆、稻芽
   E. 党参、当归、首乌

7. 肾功能不全患者应避免使用含生物碱的中药为(　　)。
   A. 芦荟　　　　　B. 苍耳子　　　　　C. 地榆
   D. 益母草　　　　E. 苦参

8. 黄柏的药性偏于(　　)。
   A. 滋腻,易滞胃膈　　　　　　　　B. 甘味,使人气壅中满
   C. 苦寒,易伤脾阳　　　　　　　　D. 耗气
   E. 破血

9. 对婴幼儿用药下列说法不正确的是(　　)。
   A. 用药及时,用量宜轻　　　　　　B. 宜用轻清之品
   C. 宜用健脾和胃之品　　　　　　　D. 宜用凉肝定惊之品
   E. 宜用滋补之品

10. 对哺乳期妇女使用中药，下列说法不正确的是(　　)。

    A. 哺乳期妇女应慎用中药

    B. 最好不用乳汁中浓度大于乳母血浓度的药物

    C. 复方甘草口服液在乳汁中量少，新生儿不受影响，可以随意用

    D. 对不易进入母乳的药物要选择地应用

    E. 注意能通过母乳影响新生儿的药物

11. 老年人偏于阳虚可以选用(　　)。

    A. 龟灵集　　　　　　B. 六味地黄丸　　　　C. 生脉饮

    D. 人参归脾丸

    E. 左归丸

12. 老年人心虚可以选用(　　)。

    A. 龟灵集　　　　　　B. 六味地黄丸　　　　C. 生脉饮

    D. 人参归脾丸

    E. 桂附地黄丸

13. 牛黄解毒片中含有(　　)。

    A. 硫化砷　　　　　　B. 硫化汞　　　　　　C. 氯化亚汞

    D. 番木鳖碱

    E. 巴豆毒素

14. 牛黄清心丸中含有(　　)。

    A. 硫化砷　　　　　　B. 硫化汞　　　　　　C. 氯化亚汞

    D. 番木鳖碱

二、配伍选择题

1. 中药毒性与成分关系：

    A. 砷　　　　　　　　B. 汞　　　　　　　　C. 铅

    D. 乌头碱　　　　　　E. 番木鳖碱

（1）密陀僧可引起肝细胞损害是因为其含有(　　)。

（2）被服用后可以水解，水解产物对机体毒性是多方面的，首先危害神经细胞，使中枢神经中毒，产生一系列中毒症状的药含有(　　)。

（3）被服用后引起水解，水解产物可通过血脑屏障进入脑组织的药含有(　　)。

2. 儿童用药选择：

    A. 补骨脂、菟丝子、肉苁蓉　　　　B. 黄芪、太子参、白术

    C. 人参、冬虫夏草　　　　　　　　D. 山药、白扁豆、稻芽

    E. 党参、当归、黄精

（1）平时易感冒，多汗属于气虚的儿童宜用(　　)。

（2）面色苍白、神疲乏、夜寐不安、舌质淡的儿童宜用(　　)。

（3）生长发育迟缓、尿频、面色苍白、舌胖的儿童宜用(　　)。

（4）消瘦、面色萎黄、厌食、大便稀溏的儿童宜用(　　)。

3. 中药的偏性：

    A. 汁厚滋腻，易滞胃膈　　　　　　　　B. 甘味过重，使人气壅中满

    C. 苦寒燥剂，易伤脾阳　　　　　　　　D. 耗气

    E. 破血

（1）黄芩、黄连的偏性是（　　　）。

（2）川芎的偏性是（　　　）。

（3）阿胶、熟地的偏性是（　　　）。

（4）甘草、大枣的偏性是（　　　）。

（5）红花的偏性是（　　　）。

4. 中成药中的有毒成分：

    A. 轻粉　　　　　　　B. 马钱子　　　　　　　C. 巴豆

    D. 雄黄　　　　　　　E. 朱砂

（1）牛黄清心中含有（　　　）。

（2）疏风定痛丸中含有（　　　）。

（3）九龙丹中含有（　　　）。

（4）六神丸中含有（　　　）。

（5）舟车丸中含有（　　　）。

5. 中成药中的有毒成分：

    A. 硫化砷　　　　　　B. 硫化汞　　　　　　　C. 氯化亚汞

    D. 番木鳖碱　　　　　E. 巴豆毒素

（1）牛黄解毒片中含有（　　　）。

（2）三物备急丸中含有（　　　）。

（3）磁朱丸中含有（　　　）。

（4）舟车丸中含有（　　　）。

（5）跌打丸中含有（　　　）。

6. 中药长期应用的不良反应：

    A. 慢性肾功能衰竭　　　　　　　　　　B. 洋地黄样蓄积中毒

    C. 大便溏泄、饮食减少、脘腹胀闷、消瘦　　D. 慢性汞中毒

    E. 水肿、低血钾、血压升高

（1）长期泡服胖大海可以出现（　　　）。

（2）长期服用甘草可以出现（　　　）。

（3）长期服用黄花夹竹桃可以出现（　　　）。

（4）长期服用马兜铃酸制剂可以出现（　　　）。

（5）长期服用天王补心丹可以出现（　　　）。

第六章　中药不良反应

第一节　药物不良反应概述

一、药物不良反应概念

(一) 药物不良反应

世界卫生组织将药物不良反应定义为：正常剂量的药物用于预防、诊断、治疗疾病或调节生理功能时出现的有害的和与用药目的无关的反应。这一定义排除有意或意外的过量用药和用药不当所致的不良反应，将其限定为伴随正常药物治疗的一种风险，以消除报告者的疑虑，从而便于药物不良反应监测报告工作的开展。不良反应定义为：合格药品在正常用法用量下出现的与用药目的无关的有害反应。

(二) 中药不良反应

患者接受正常剂量的药物时出现与用药目的无关的反应，称为不良反应其包括：副作用、毒性作用、过敏反应、后遗效应、依懒性、特异反应、致癌作用。

二、不良反应分类

(一) 病因学分类

1. 与药物剂量有关的中药不良反应

如具有止咳平喘作用的苦杏仁，主要成分苦杏仁苷，含量约为 3.0%。治疗量的苦杏仁苷在体内消化分解后会产生少量的氢氰酸，对呼吸中枢呈轻度的抑制作用，从而达到止咳平喘的疗效。但是当大剂量服用时，产生的大量氢氰酸能够抑制细胞内的呼吸循环，使细胞内的氧化反应停止，形成细胞内窒息组织缺氧，由于中枢神经系统对缺氧最为敏感，故脑部首先受到损害，呼吸中枢麻痹常为氰化物中毒致死的原因。

2. 与药物剂量无关的中药不良反应

如青黛有清热解毒，凉血消斑，泻火定惊的功效，用量1~3g。其不良反应不严重，仅少量患者用药后有轻度恶心、呕吐、腹痛、腹泻腹胀等胃肠道刺激症状。但仍有极少数的高敏患者会出现严重的不良反应，如转氨酶升高、头痛、水肿、红细胞减少、血小板减少，甚至骨髓严重抑制等。此类伤害又可分为两种：

（1）特异质反应 指由于遗传因素机体产生的不良反应。为患者先天性代谢紊乱表现的特殊形式，即只有在接触某些药物后才表现出来的先天性代谢异常。

（2）变态反应亦称药物过敏反应 本质上是一类病理性免疫反应，由抗原抗体的相互作用引起，与药物的药理作用无关。过敏反应堆机体的危害程度轻重不一，轻者停药后可恢复，重者甚可致死亡。从接触抗原至出现症状，时间差异很大，反应持续时间也不相同。

（二）病理学分类

1. 功能性改变

功能性改变系指药物引起人体的器官或组织功能发生改变这种变化多为暂时性，停药后可以恢复正常，无病理组织的变化。

2. 器质性改变

器质性改变系指药物引起人体器官或组织出现病理性器质改变。器质性改变又分为：炎症型、增生型、发育不全型、萎缩坏死型。

第二节 中药不良反应常见的临床表现

一、皮肤症状

中药引起的不良反应在临床可表现为各种皮肤症状。

如荨麻疹与血管性水肿、麻疹样、猩红热样与斑丘疹性药疹、固定性药疹、水疱等等，注射局部红、肿、坏死、色素沉着、痤疮样疹等。

二、全身症状

（一）各系统常见的中毒表现

1. 消化系统的毒性反应

该毒性反应有恶心、呕吐、食欲不振、腹痛、腹泻，甚至呕血、便血及肝脏损害等。

2. 神经系统的毒性反应

该毒性反应有口唇麻木或全身麻木、眩晕、头痛、失眠或嗜睡，严重时出现意识模糊、言语不清或障碍，甚至抽搐、惊厥、昏迷、呼吸抑制等。

3. 心血管系统的毒性反应

该毒性反应有心慌、胸闷、面色苍白、心率加快或减慢、心律不齐、血压下降或升高、传导阻滞等。

4. 造血系统的毒性反应

该毒性反应有溶血性贫血、血小板减少性紫癜、再生障碍性贫血等。

5. 呼吸系统的毒性反应

该毒性反应有呼吸急促、咳嗽、呼吸困难、发绀，甚至引发急性肺水肿、呼吸衰竭或麻痹等。

6. 泌尿系统的毒性反应

该毒性反应有少尿或多尿、蛋白尿、管型尿、血尿、腰痛或肾区叩击痛、肾功能降低或衰竭、氮质血症、酸中毒、电解质平衡失调，甚至尿毒症等。

7. 其他毒性反应

该毒性反应有眼、耳等五官功能障碍，如视力降低，甚而失明复视，耳聋、耳鸣，以及头痛、脱发、水肿、胸膜炎、咽痛等。

（二）肝、肾损害的中毒表现

1. 中药引起肝损害的临床表现

临床表现主要为全身症状和急性肝损害。全身症状为纳差、乏力、恶心、厌油腻、尿黄等消化道症状及皮肤、巩膜黄染等体征，也可有肝区疼痛、肝脏压全痛、肝肿大；肝功能改变，血清总胆红素升高、转氨酶异常升高、甲乙丙丁戊肝炎病毒检验全阴性等。

2. 中药引起的肾毒性临床表现

肾毒性临床表现各异，严重的可引起肾功能衰竭。

第三节　引起中药不良反应发生的因素

一、药物和使用的因素

1. 品种混乱

我国药物资源丰富，地域广阔，南北差异很大，容易出现同品种中药由于产地不同而导致同名异物、同物异名及品种混乱等问题，使用不当易发生不良反应。

2. 炮制不当

一些有毒药材经炮制后可缓和药物的毒副作用，达到应用安全、有效的目的。不严格执行炮制规范，粗制滥造，不仅不能发挥中药的疗效作用，且易导致不良反应的发生。

如苍耳子有小毒，生品对肝脏有损害，需炒黄去刺用，炒后可使其有毒的植物蛋白变性凝固。

3. 剂量过大

处方中某些药物剂量的增减，很可能改变原方剂的功效和主治。大多数中药不良反应的发生，都与超剂量使用有关，同样，盲目延长用药时间，也可能导致体内药物蓄积，产生不良反应。

如肉桂过量会发生血尿，麻黄过量出现心率加快、血压升高、心律失常等。

4. 疗程过长

中药与化学药一样，具有疗效和毒性的双重性。有的中药本身就有毒性。因此长期使用一些中药，也是引起中药不良反应或药源性疾病的因素。

5. 辨证不准

中药有寒热温凉等药性特点，是治疗作用的基础。临床因辩证失准，寒热错投，攻补倒置，而引起不良反应或药源性疾病时有发生。热者用热药，火上加油；寒者用寒药，雪上加霜，易引发不良反应。

6. 配伍失度

中成药组方不合理、中药汤剂配伍不合理及中西药不合理联用等，常引发中药不良反应或药源性疾病。此外，误服、乱用、给药途径不正确等，亦常导致中药不良反应或药源性疾病。

二、机体因素

(一) 生理因素

1. 体质

在中药应用的过程中，机体差异的内容包括用药对象的种族、性别、生理病理状态、营养的差异。由于机体差异导致对药物耐受程度不同，因而不良反应的表现形式和程度也会具有极大的差异。

此外，药物的个体差异，有量和质的两种表现。既有药理学上所谓高敏性、耐受性；也有极个别病人对某种药物发生的过敏反应。如口服人参糖浆、静滴生脉液等，都有过敏反应的报道。

2. 性别、年龄

病人的性别与年龄差异对同一药物的反应会产生很大的影响。少儿期与老年人对药物的反应与一般成年人有区别。少儿期正在发育阶段，许多器官、系统的发育尚未完善，老年人肝肾功能普遍减退，会影响药物的体内代谢及排泄功能，药物更容易在体内蓄积，造成中毒或其他不良反应，故用量应适当减少。中医学认为老年人体虚，对药物的耐受力较弱，故用攻病祛邪药物时宜减量使用；幼儿稚阳之体不能峻补，故小儿不宜用参、茸骤补。

性别对药物作用的影响主要为性激素的作用，妇女一方面因体重差异，另一方面由于激素的影响，对某些药物的敏感性颇有不同。如定坤丹、调经丸、乌鸡白凤丸适用于妇科；而催吐药、峻泻药则禁用于孕妇。与性别相关的还有社会和心理因素，性别差异造成的生活习惯的不同，如对酒精的摄取等都会对药物的作用产生影响。

(二) 遗传因素

1. 个体差异

不同的个体对同一剂量的同一药物有不同的反应，这种个体差异是由于人体的生物学差异造成的。人类因种族和个体差异而又基因变异，人群中的差异超过1%即称为基因多态性，它可以使药物代谢受到影响表现出个体差异。

2. 种属

不同种族、人群对同一剂量相同药物的敏感不同，产生的作用与反应也不同。

中医学强调秉赋不同对药效的影响，意指遗传因素、身体素质对抗病能力及药物反应，存在较大差异。临床上也存在不同种族对某药的治疗剂量相差多倍的现象。

（三）病理因素

人体在病理状态下，药物代谢、排泄受到影响，如肝、肾功能减退时会延长中药在体内的停留时间，容易引起中药不良反应或蓄积中毒。

第四节　医疗用毒性中药中毒反应和基本救治原则

一、乌头类药物

（一）乌头类药物和含乌头类药物的中成药

1. 中药材

含乌头类中药材主要有：川乌、草乌、附子、雪上一枝蒿等。

2. 中成药

追风丸、活络丸、追风透骨丸、小活络丸、三七伤药片、附子理中丸、金匮肾气丸、木瓜丸、小金丸、风湿骨痛胶囊、祛风止痛片、祛风舒筋丸、正天丸、右归丸等。

（二）乌头类药物和含乌头类药物的中毒机理

主要有毒成分为乌头碱，一般中毒量为 0.2mg，致死量为 2～4mg。其毒性主要是对神经系统，尤其是迷走神经等，使其先兴奋后抑制，并可直接作用于心脏，产生异常兴奋，可致心律失常，甚至引起室颤而死亡。

（三）乌头类药物和含乌头类药物的中毒表现

1. 神经系统

神经系统的中毒表现：口舌、四肢、全身麻木，头痛、头晕、精神恍惚、语言不清、小便失禁，继而四肢抽搐、牙关紧闭、呼吸衰竭等。

2. 循环系统

循环系统的中毒表现：心悸气短、心律失常、血压下降、面色苍白、口唇紫绀、四肢厥冷等。

3. 消化系统

消化系统的中毒表现：恶心、呕吐、腹痛、腹泻、肠鸣音亢进。

（四）乌头类药物和含乌头类药物的中毒原因

（1）过量服用为主要原因。

（2）用法不当，如煎煮时间太短或生用。

（3）泡酒服用或与酒同用。

（4）个体差异引起蓄积性中毒。

（五）乌头类药物和含乌头类药物的中毒解救

（1）清除毒物，在无惊厥及严重心律失常情况下，反复催吐、洗胃。

（2）肌注阿托品 0.5～1.0mg，根据病情可注射数次。如未见症状改善或出现阿托品毒性反应，可改用利多卡因静注或静滴。

（3）对呼吸衰竭、昏迷及休克等垂危病人，酌情对症治疗。

（4）绿豆、甘草、生姜、蜂蜜等煎汤内服。

二、马钱子及含马钱子的中成药

（一）含马钱子的中成药

含马钱子的中成药主要包括：九分散、山药丸、舒筋丸、疏风定痛丸、伤科七味片等。

（二）含马钱子的中成药的中毒机理

马钱子含番木鳖碱即士的宁，毒性大。成人服用 5～10mg，即可中毒，一次服用 30mg 即可致死。番木鳖碱首先兴奋中枢神经系统，引起脊髓强直性痉挛，继而兴奋呼吸中枢及血管运动中枢。

（三）含马钱子的中成药的中毒表现

中毒表现为初期头晕、头痛、烦燥不安，面肌紧张、吞咽困难，伸肌屈肌极度收缩。惊厥、痉挛、角弓反张，因呼吸肌痉挛窒息或心力衰竭而死亡。

（四）含马钱子的中成药的中毒原因

（1）误服或服用过量。

（2）服用炮制不当的马钱子。

（五）含马钱子的中成药的中毒解救

（1）病人需保持安静，避免声音、光线刺激（因外界刺激可引发惊厥痉挛），吸氧。

（2）清除毒物，洗胃、导泻。较大量的静脉输液，以加快排泄。

（3）对症治疗，痉挛时可静注苯巴比妥钠 0.2~0.3g。

（4）肉桂煎汤或甘草煎汤饮服。

三、蟾酥及含蟾酥的中成药

（一）含蟾酥的中成药

含蟾酥的中成药有六神丸、六应丸、喉症丸、梅花点舌丸、麝香保心丸、麝香通心滴丸等。

（二）含蟾酥的中成药的中毒机理

干燥后可以入药蟾酥各种成分对小鼠半数致死量（mg/kg）如下：蟾酥为41.0（静脉），96.6（皮下），36.24（腹腔）；蟾蜍灵为2.2（腹腔）；华蟾蜍精为4.38（腹腔）；惹斯蟾蜍貳元为4.25（快速静脉注射），15（慢速静脉注射），14（腹腔），124.5（皮下），64（口服）；蟾蜍特尼定为1.3（静脉）；蟾蜍他灵对狗的半数致死量接近0.36（静脉），口服最小致死量接近0.98。

（三）含蟾酥的中成药的中毒表现

1. 循环系统

循环系统的中毒表现：胸闷、心悸、心律不齐、脉缓慢无力、心电图显示房室传导阻滞等。严重时面色苍白、口唇发绀、四肢厥冷、大汗虚脱、血压下降、休克，甚至心跳骤停而死亡。

2. 消化系统

消化系统的中毒表现：恶心呕吐、腹痛、腹泻等。

（四）含蟾酥的中成药的中毒原因

（1）服用蟾酥制剂过量。

（2）外用蟾酥浓度过高。

（3）误食或过量食用蟾酥。

（五）含蟾酥的中成药的中毒解救

（1）清除毒物，如洗胃、灌肠、导泻、较大量静脉输液。服用蛋清、牛奶保护胃黏膜并大量饮水或浓茶。

（2）对症治疗，如注射阿托品，服用颠茄合剂等。

（3）甘草、绿豆煎汤饮用，或以生姜捣汁、鲜芦根捣汁内服。

四、雄黄及含雄黄的中成药

(一) 含雄黄的中成药

含雄黄的中成药主要包括：牛黄解毒丸(片)、六神丸、喉症丸、安宫牛黄丸、牛黄清心丸、牛黄镇惊丸、牛黄抱龙丸、牛黄至宝丸、追风丸、牛黄醒消丸、紫金锭(散)、三品等

(二) 中毒机理

雄黄主要成分含二硫化二砷(AS_2S_2)，此外还含有少量三氧化二砷(As_2O_3)。砷盐毒性较大，进入体内后，蓄积和分布于体内各组织，主要分布在肝、肾、脾等内脏及指甲、毛发等部位，首先危害神经细胞。

(三) 中毒表现

(1) 消化系统表现为口腔咽喉干痛、烧灼感、口中有金属味、流涎、剧烈恶心呕吐、腹痛腹泻、严重时类似霍乱。

(2) 各种出血症状，如吐血、咯血、眼结膜充血、鼻衄、便血、尿血等。

(3) 肝肾功能损害而引起转氨酶升高、黄疸、血尿、蛋白尿等。

(4) 严重者因心力衰竭、呼吸衰竭而死亡。

(5) 长期接触可引起皮肤过敏，出现丘疹、疱疹、痤疮样皮疹等。

(四) 中毒原因

(1) 超量服用。

(2) 饮雄黄酒易致中毒。

(五) 中毒解救

(1) 清除毒物，如催吐、洗胃、导泻、输液，服用牛奶、蛋清、豆浆、药用炭等吸附毒物，保护黏膜，必要时可应用二巯基丙醇类：

(2) 纠正水液代谢和电解质紊乱，抗休克、肾透析等对症治疗。

(3) 甘草、绿豆煎汤饮用，也可用中医对症治疗。

五、含朱砂、轻粉、红粉的中成药

(一) 含朱砂、轻粉、红粉的中成药

含朱砂、轻粉、红粉的中成药主要包括：牛黄清心丸、牛黄抱龙丸、抱龙丸、朱砂安神丸、天王补心丸、安神补、苏合香丸、人参再造丸、安宫牛

黄丸、牛黄千金散、牛黄镇惊丸、紫雪、梅花点舌丸、紫金锭（散）、磁朱丸、更衣丸、复方芦荟胶囊。

（二）中毒机理

此类药物含汞，属汞中毒。

（三）中毒表现

（1）消化系统表现为恶心呕吐、腹痛腹泻、口中有金属味、流涎、口腔黏膜充血、牙龈肿胀溃烂等。

（2）泌尿系统表现为少尿、蛋白尿，严重者可发生急性肾功能衰竭。

（3）神经系统及精神方面症状。

（四）中毒原因

（1）超剂量或长期服用朱砂。

（2）长期大量服用含朱砂的中成药。

（五）中毒解救

（1）清除毒物，如催吐、洗胃、导泻、输液，服用牛奶、蛋清等。也可用二巯丙醇磺酸钠类、硫代硫酸钠等解毒。

（2）纠正水液代谢和电解质紊乱，抗休克、肾透析等对症治疗。

（3）甘草、绿豆煎汤饮，或以土茯苓煎汤饮。

第五节　常见中药品种的不良反应

一、中药饮片的不良反应

（一）香加皮

1. 不良反应表现

（1）消化系统主要为恶心、呕吐、腹泻等胃肠道症状。

（2）心血管系统主要为心律失常，如心率减慢、早搏，房室传导阻滞等。动物毒性实验表明香加皮中毒后多表现为血压先升而后下降、心肌收缩力增强、每分钟心输出量增加，继而心输出量减弱、心率不齐，乃至心肌纤颤而死亡。

2. 可能的机制

香加皮所含强心苷类化合物，表现为选择性地作用于心脏：

（1）刺激延脑呕吐中枢，引起胃肠道反应。

（2）抑制窦房结，并直接抑制心脏房室传导组织。

（3）抑制 Na^+-K^+-ATP 酶，促使心肌细胞内 K^+ 大量丢失，增加心肌兴奋性，提高异位节律点（如房室结）自律性，引起心率失常，甚至室颤。

（4）抑制脑细胞氧的利用。

（5）减少肾脏血流量。

3. 中毒解救

（1）甘草 15g，绿豆 30g，水煎服。

（2）心律失常时，干姜 6g，附子 12g，甘草 6g，葱白 2 节，煎服。每 2～4h 服 1 次。禁用钙剂、拟肾上腺素药。

（3）心跳过缓时注射阿托品 0.5～lmg，必要时重复注射。

（4）呼吸困难时，可用山梗菜碱、尼可刹米等。

（二）蓖麻子

1. 不良反应

蓖麻毒素经呼吸道吸入、消化道摄入和肌内注射均可致人中毒，潜伏期一般为 4～8h，临床主要表现为：

（1）消化系统：口麻、咽部烧灼感、恶心、呕吐、腹痛、腹泻、出血性胃肠炎，黄疸以及中毒性肝病等。

（2）呼吸、循环系统：呼吸、循环衰竭。

（3）网状内皮系统：严重脱水、低蛋白血症、水肿、毒血症、高热。

（4）血液、泌尿系统：溶血、血便、血尿、少尿、尿闭等中毒性肾病。

（5）神经系统：四肢麻木、行走不稳、烦躁不安、精神错乱、手舞足蹈、昏迷、幻觉、癫痫样发作。

（6）有时可伴发过敏反应：如口唇青紫、荨麻疹。

2. 可能的机制

（1）抑制蛋白质合成；

（2）蓖麻毒素引起组织坏死出血；

（3）脂质过氧化损伤作用；

（4）细胞凋亡。

3. 中毒解救

（1）用 1∶4000 高锰酸钾或 2%～3% 药用炭洗胃，口服 5mg 酒石酸锑钾催吐，用 50% 硫酸镁或硫酸钠导泻。而后口服牛奶、蛋清、冷米汤等保护胃黏膜。

（2）对症治疗

如有惊厥，可给予镇静剂苯巴比妥钠或水合氯醛等；剧烈呕吐、腹泻时，可静脉滴注葡萄糖氯化钠注射液和乳酸钠注射液，并给予止吐剂，心力衰竭时用强心剂；出现溶血时，可用激素，并给予补血药。有心律失常时，可给利多卡因，抗心律失常；如有条件，可皮下注射抗蓖麻毒血清并输血。出现过敏休克时，皮下注射肾上腺素，静脉输入 10% 葡萄糖注射液、多巴胺、地塞米松、维生素 C。然后用 5% 葡萄糖注射液加氢化可的松、间羟胺、山梗菜碱、氨茶碱抢救。

（3）中药治疗

1）仙人掌 30g，捣烂如泥，加适量肥皂水灌肠。

2）甘草 30g，沙参 15g，金银花 15g，黄连 9g，云苓 3g，水煎，分 2 次，早晚服。

3）防风 30g，甘草 15g，水煎至 200mL，1 次服。

（三）雷公藤

1. 中毒反应症状

（1）消化系统：腹痛、腹泻，恶心、呕吐，食欲不振，肝损害，少数可致伪膜性肠炎，严重者可致消化道出血。

（2）血液系统：血小板、白细胞、血红蛋白减少，严重者可发生急性粒细胞减少、再生障碍性贫血等。

（3）生殖系统：对男性患者雷公藤可抑制精细胞中酶的活性，导致精子产生和成熟发生障碍，表现为精子数量显著减少，长期用药还会导致性欲减退、睾丸萎缩；对女性患者雷公藤可抑制其卵巢功能，表现为月经紊乱，经量减少、卵巢早衰。

（4）神经系统：头晕、乏力、失眠、听力减退、嗜睡、复视，还可引起周围神经炎。

（5）泌尿系统：主要表现为急性肾功能衰竭，服药后迅速出现或逐渐发生少尿、水肿、血尿、蛋白尿、管型尿、腰痛或伴肾区叩击痛，常常发生于过量中毒时。

（6）心血管系统：心悸、胸闷、心动过缓、气短、心律失常、心电图改变(ST~T 段改变)，严重者可见血压急剧下降，个别出现室颤、心源性休克而死亡。

（7）皮肤黏膜损害：皮肤糜烂、溃疡、斑丘疹、荨麻疹、瘙痒等。

2. 可能机制

雷公藤的主要毒性物质为雷公藤甲素与雷公藤醋酸乙酯。

雷公藤甲素导致肝损伤、损伤内皮细胞，长期服用或剂量过大可能导致肾功能衰竭。

3. 中毒解救

1）紧急处理

中毒后立即停药、催吐、洗胃、导泻、灌肠，静脉输液。

2）对症治疗

如出现急性肾衰竭时，应用渗透性利尿剂，如20%甘露醇，或低分子右旋糖酐，快速输入，给药后仍无尿，可静脉滴注呋塞米；如有急性溶血，可用碳酸氢钠碱化尿液；如有继发感染时，及时应用抗生素。

3）中药治疗

（1）杨梅根60g，水煎，内服。

（2）鲜乌蕨150~250g，捣汁，配香附、三七、鸡血藤、茜草、广木香、青木香各15g，冰片15g，共研为末，每次3~9g，细粉对汁服。

（3）绿豆120g，甘草30g，水煎服。

（4）鲜地捻90~150g，水煎服或灌服，严重时每4h服用1次。蛇莓60g，绿豆60g，冷开水浸泡，绞汁服。

（5）铁箍散60g，大黄、芒硝、防风各18g，水煎2次，合在一起，每4h服1次，2次服完，连服2剂。

（6）鲜凤尾草90g，塘螺60g，乌桕树鲜嫩芽10余个，混合，洗净后捣汁，吞服1~2次。

（四）黄药子

1. 不良反应

一般常见症状为乏力、纳差、尿黄、头晕、厌油腻，有的伴有巩膜、皮肤黄染、瘙痒、大便灰白等，严重者表现为急性肝炎等，有的患者伴有胆囊炎。大剂量服用可引起恶心、呕吐、脱发等症状。

文献报道黄药子亦可引起肾损害和甲状腺损害，临床应用过程中应注意加强监测。

2. 可能机制

其毒性与薯蓣皂苷、薯蓣毒皂苷、二萜内酯类成分如黄独乙素、黄酮类和皂苷类等有关。其中二萜内酯类成分具有肝细胞毒性。

3. 中毒解救

（1）首先用 1∶5000 的高锰酸钾洗胃，用硫酸镁导泻，再口服药用炭、牛奶、蛋清等。

（2）应用保肝药如葡醛内酯、维生素

（3）消炎利胆和降低转氨酶的药物等。如出现肝昏迷时，精氨酸加入 5% 葡萄糖注射液中静滴。

（4）腹痛、腹泻、呼吸困难、瞳孔缩小时，皮下注射阿托品。

（5）中药治疗

生姜 30g，榨汁加白米醋 60g，甘草 9g，水煎服。

岗梅 250g，清水 5 碗煎至 2 碗饮服。大量服绿豆汤。也可应用茵栀黄注射液。

（五）吴茱萸

1. 不良反应

腹痛、腹泻、视力障碍、错觉、脱发、胸闷、头痛、眩晕或皮疹、孕妇易流产等症状。尽管临床尚无报道，但动物试验证实吴茱萸存在肝脏毒性，临床应用仍需警惕。

2. 可能机制

吴茱萸的毒性成分可能是吴茱萸次碱，其在体外试验证实具有肝肾毒性。

3. 中毒解救

（1）中毒后用 1∶5000 的高锰酸钾洗胃，用硫酸镁导泻，内服牛奶、蛋清等。

（2）腹痛时应用阿托品或颠茄合剂，视力障碍时可补充维生素 B 等，其他对症治疗。

（3）中药治疗

黄连 15g，水煎服。

剧烈腹痛、腹泻时，可用地锦 24g，元胡 9g，黄柏 9g，秦皮 12g，甘草 15g，水煎，每 4h 服 1 次，两次服完，连服 3~6 剂，

视力障碍、毛发脱落时，用石斛 15g，黄芩 9g，谷精草 15g，菊花 12g，枸杞子 15g，生地 9g，甘草 6g，水煎，早晚各服 1 次。

黄柏 9g，绿豆 30g，甘草 15g，芦根 30g，水煎服。

（六）鸦胆子

1. 不良反应

（1）消化道症状：恶心、呕吐，食欲不振，腹痛、腹泻，便血，胃肠道

充血等。

（2）神经系统：头昏、乏力、体温增高、四肢麻木或瘫痪，昏迷、抽搐等。

（3）泌尿系统：尿量减少，双肾刺痛。

（4）心血管系统：心率增快，严重者可心律失常致死。

（5）其他：眼结膜充血；外用可引起过敏反应。

2. 可能机制

鸦胆子苷、双氢鸦胆子苷可能也是鸦胆子的主要毒性成分。

对中枢神经有抑制作用，对肝肾实质有损害作用，并能使内脏动脉显著扩张，引起出血。其脂肪油对皮肤和黏膜有强烈的刺激性。

3. 中毒解救

（1）用 1∶5000 的高锰酸钾洗胃，用硫酸铜催吐、硫酸钠导泻，静脉输入 5%葡萄糖氯化钠注射液加维生素 C，另外注射或口服维生素 B_1、维生素 B_6、维生素 K 等。

（2）对症治疗：如有剧烈腹痛时，皮下注射硫酸阿托品。如有昏睡、呼吸困难时可吸氧，酌情先用中枢兴奋剂等，必要时进行人工呼吸。如有便血给予止血药。

（3）中药治疗

甘草 9g，水煎顿服。甘草 12g，绿豆 15g，芦根 60g，金银花 15g，葛根 9g，水煎 2 次合在一起，早晚分服。

胃肠出血用甘草 30g，远志 9g，沙参 15g，焦地榆 9g，血余炭 9g，三七 15g（冲服），水煎 2 次，合在一起，早晚分服。或用熟大黄 10g，白及 12g，水煎，每日 3 次服。

（七）白矾

1. 不良反应

急性中毒的症状：大剂量内服可引起口腔、喉头烧伤，呕吐腹泻，虚脱，甚至死亡。曾有文献报道 1 例重度硫酸铝钾中毒，患者表现为心率增快、心电图 T 波高尖（高钾血症导致），血压降低，上腹部烧灼样痛，尿少及严重腹泻。慢性中毒的症状：慢性中毒主要为明矾中的铝离子长期摄入导致的蓄积反应，如：

（1）神经毒性：阿尔茨海默病、痴呆和认知功能障碍。

（2）骨骼：骨软化和骨营养不良。

（3）肝肾功能损伤：动物试验证实铝蓄积可导致肝肾功能损伤。

（4）血液系统：非缺铁性的小细胞低色素性贫血等。

2. 可能机制

急性中毒机制主要为含金属离子的硫酸根电解质经口服后导致的消化道灼烧样症状（硫酸根对胃肠道黏膜以及吸收入血后所接触的血细胞和器官组织等均有腐蚀性），以及高血钾导致的心律失常等，严重者可休克致死。

3. 中毒解救

（1）口服中毒者可用乳汁洗胃，内服镁盐作为抗酸剂。

（2）服用阿拉伯胶浆或西黄芪胶浆，以保护消化道黏膜，减少毒物吸收。

（3）静脉输入5%葡萄糖生理盐水，以补充体液，稀释毒素。

（4）中药治疗

陈皮9g，半夏9g，云苓9g，甘草6g，白及15g，水煎，早晚服。

地榆炭15g，白及30g，藕节15g，黄连9g，共研为细末，每4h冲服6g。

绿豆30g，甘草9g，法半夏9g，牡蛎21g，龙骨21g，水煎，早晚分服。

（八）胆矾

1. 不良反应

（1）消化系统：流涎、恶心、呕吐、腹痛、腹泻、呕血、便血等，口涎、呕吐物、粪便多呈蓝绿色，口中金属涩味；黄疸、中毒性肝炎等症状。

（2）血液系统：溶血性贫血。

（3）泌尿系统：蛋白尿、血尿、少尿、无尿、氮质血症、急性肾功能衰竭或尿毒症等。

（4）循环系统：血管麻痹、血压下降。铜离子对心脏损害可引起中毒性心肌炎，表现心动过速、心律失常及心力衰竭。

（5）神经系统：头痛头晕、全身乏力，严重者出现脑水肿、痉挛、神经麻痹、谵妄、意识障碍等中毒性脑炎症状。

2. 可能的机制

硫酸铜为多亲和性毒物，可以直接对心、肝、肾造成损伤，同时具有肌肉神经毒性。

3. 中毒解救

（1）中毒后立即口服含丰富蛋白质的食品，如蛋清、牛奶、豆浆等，形成蛋白铜盐而沉淀，阻止胃肠道吸收，保护胃黏膜。而后用1%亚铁氰化钾洗胃解毒。

（2）解毒剂首选依地酸二钠，成人每日1g，小儿每次15～25mg/kg，每日2次，加入10%葡萄糖溶液中静滴，每个疗程不超过5d。也可用青霉胺，成人每次口服 0.3g，3~4 次/d，小儿每日 20~25mg/kg，分 3~4 次口服，也可用 1~3g 加入葡萄糖注射液中静滴。二巯丁二钠 2g 加入 20mL 注射用水静脉注射，以后每次 lg，4~8h1 次，5d 为一疗程。

（3）内服通用解毒剂：硫酸镁 37g，硫酸氢钠 12.5g，氢氧化钠 lg，硫化氢 4g，加水至 1000mL，摇匀，每次 50~100mL，口服；硫酸亚铁饱和液 100mL，碳酸镁 88g，药用炭 40g，加水至 800mL，混匀，每次服 50~100mL。

（4）对症治疗：有溶血时可用氢化可的松、碳酸氢钠，必要时输血。血压下降或心力衰竭时，给予抗休克治疗。

（5）中药治疗：乌豆衣 30g，当归 15g，黄芪 30g，阿胶 12g(烊化)，茵陈 15g，三七末 3g(冲水服)，水煎服。

（九）蜈蚣

1. 不良反应

（1）消化道症状：恶心、呕吐，腹痛、腹泻，十二指肠溃疡，黄疸、急性肝损害。

（2）循环系统：心悸、胸闷、气短，心律失常，血压下降等。

（3）泌尿系统：急性肾功能损害，尿量减少等。

（4）血液系统：溶血性贫血，酱油尿、黑便等。

（5）神经系统：抽搐、面神经损害等。

（6）过敏反应：过敏性皮疹、口唇肿胀、鼻黏性分泌物大量流出、呼吸困难等，严重者可致过敏性休克。

2. 可能机制

不同种属的药用蜈蚣均含有两种似蜂毒的毒性成分，即组织胺和溶血蛋白质，主要存在于躯干部。溶血蛋白质的溶血作用可直接引起急性肾皮质坏死，造成急性肾小管损伤；而组织胺样物质能使平滑肌痉挛，毛细血管扩张及通透性增加，同时还有致敏作用；因此对急性肾功能衰竭起了促进作用。

3. 中毒解救

（1）被蜈蚣咬伤后，立即用火罐拔出毒液，并迅速用 3%氨水或 5%~10%碳酸氢钠液，或用肥皂水清洗伤口。局部冷湿敷。

（2）内服中毒后，用 2%~3%碳酸氢钠液洗胃，然后服药用炭，吸附毒素。输入 5%葡萄糖氯化钠注射液或 10%葡萄糖注射液并加入维生素 C。

（3）如有过敏性休克，可将氢化可的松加入液体中静滴，并皮下注射肾上腺素。如呼吸困难时，可选用山梗菜碱等呼吸兴奋剂。

（4）中药治疗：

半边莲、白花蛇舌草适量，捣烂外敷。

芋头、鲜桑叶、鲜扁豆叶、鱼腥草或鲜蒲公英适量，捣碎，外敷伤口周围。

凤尾草 120g，金银花 90g，甘草 60g，加水 1000mL，煎至 250mL，1 次灌服。每日 2 剂。

脉搏缓慢，呼吸困难时，用人参 9g（先煎），附子 12g，五味子 9g，甘草 9g，水煎 2 次，合在一起，2 次服完，每次间隔 4h，连续服 2~4 剂。

（十）细辛

1. 不良反应

细辛中的挥发油直接作用于中枢神经系统，最终可因呼吸中枢完全麻痹而致死。细辛的急性毒性对小鼠肺、肝、肾等重要脏器均有明显损害，其中对肺脏的病理损害最为严重。

细辛中毒时，常可出现头痛、呕吐、烦躁、出汗、口渴、烦躁不安、面赤、呼吸急促、脉数、瞳孔散大、体温血压均升高，个别出现心慌、气短、胸闷，动则加重，窦性心动过速，及双下肢水肿等急性心力衰竭症状，或精神紧张、失眠、胆小易惊、心悸、濒死感、面色萎黄灰暗，经常阵发性窦性心动过速等心律失常伴自主神经紊乱等。严重者可出现牙关紧闭、角弓反张、意识不清、四肢抽搐、尿闭，最后因呼吸麻痹而死亡。

2. 可能的机制

细辛的有效成分是挥发油，其毒性作用也主要源于挥发油。细辛挥发油中的黄樟醚不仅具有呼吸麻痹作用，而且是毒性较大的致癌物质，尤其是对核黄素和维生素 E 缺乏者，致癌作用更强，长期小剂量服用，即可引起磷中毒样肝、肾脂肪变性。

3. 中毒解救

（1）中毒后立即催吐，用 1∶4000 高锰酸钾洗胃，服用蛋清、乳汁或通用解毒剂，静脉输液内加维生素 C。

（2）对症治疗。有惊厥、痉挛等症状时，可给安定或安宫牛黄丸；尿闭时进行导尿或口服氢氯噻嗪。

（3）中药治疗：

① 中药导泻可用枳壳 9g，厚朴 9g，菖蒲 9g，芒硝 9g（冲），大黄 15g（后下），水煎 2 次合在一起，每 4h 1 次，2 次服完。

② 呼吸困难时用半边莲 15g，茶叶 15g，甘草 9g，水煎 2 次，合在一起，

每小时服 1 次，2 次服完。

③ 出现意识不清、昏迷时，用安宫牛黄丸 1 粒，加水 50mL，烊化鼻饲。应用扶正解毒剂：西洋参 3g（先煎），北五味子 3g，麦冬 9g，生石膏 24g，生甘草 30g，羚羊角粉 3g（冲服），加绿豆汤，共煎至 300mL，鼻饲。

④ 清醒后继续解毒用：金银花 15g，连翘 15g，生石膏 12g，西洋参粉 3g（冲服），生甘草 30g，生地黄 9g，丹皮 9g，水煎至 400mL，分上下午 2 次服。

（十一）苍耳子

1. 不良反应

（1）消化系统：恶心、呕吐，腹痛、腹泻，重者可见黄疸、肝肿大、消化道出血等。

（2）神经系统：头痛、头晕等。

（3）循环系统：胸闷、心慌气短、血压下降、心律失常、房室传导阻滞等。

（4）呼吸系统：呼吸困难、呼吸节律不整、肺水肿等。

（5）泌尿系统：水肿、少尿、尿闭、血尿、尿失禁、肾功能异常、急性肾功能衰竭等。

（6）其他：见于报道的还有血小板减少性紫癜、神经性水肿、声哑、喉头水肿、喉梗塞等。

2. 可能机制

苍术苷、羧基苍术苷或其衍生物是苍耳子中的主要毒性成分，它们引起的不良反应的重要机制之一是影响氧化应激。

3. 中毒解救

（1）无胃肠道出血时，可催吐，用 1：5000 高锰酸钾液洗胃，内服硫酸镁导泻，若服大量超过 4h 者，应及早用 1%~2% 食盐水作高位灌肠。

（2）静脉滴注 5% 葡萄糖氯化钠注射液，并大量饮糖水。如有心力衰竭、肺水肿及尿闭者应限制输液量。

（3）有出血时给以维生素 K 等止血剂，必要时输血。

（4）肝脏明显损害时，可给糖皮质激素及维生素 B_1、维生素 B_{12}、维生素 C 等保肝药物。在治疗期间暂禁脂肪类食物，其他对症治疗。

（5）中药治疗

甘草 30g，绿豆 120g，煎汤内服。板蓝根 120g，水煎分 2 次早晚服。

芦根 60g，绿豆 30g，金银花 15g，葛花 9g，甘草 9g，水煎 2 次，合并一起，每日早晚分服，连服 3~6 剂。

有肠胃道出血症状时，用甘草 30g，远志 9g，沙参 15g，血余炭 9g，三七粉 1.5g（冲服），水煎 2 次，合并一起，每 4h1 次，2 次服完，连服 2~6 剂。

（十二）苦杏仁

1. 不良反应

苦杏仁的主要成分苦杏仁苷是其有效成分也是中毒成分，误服过量苦杏仁可产生氢氰酸中毒，使延髓等生命中枢先抑制后麻痹，并抑制细胞色素氧化酶的活性而引起组织窒息。

临床表现为眩晕、心悸、恶心、呕吐等中毒反应，重者出现昏迷、惊厥、瞳孔散大、对光反应消失，最后因呼吸麻痹而死亡。

2. 可能机制

苦杏仁苷内服后，可在体内分解为氢氰酸和苯甲醛。

氢氰酸的氰酸离子在组织细胞内迅速与细胞色素及细胞色素氧化酶的三价铁结合，使其失去传递电子作用而发生细胞内窒息，产生细胞中毒性缺氧，主要影响中枢神经系统，患者常因呼吸麻痹而死亡。

3. 中毒解救

（1）如在食后 4h 内出现中毒症状，则用（1：2000）~（1：5000）的高锰酸钾液及大量清水或 3% 过氧化氢充分洗胃催吐，然后服硫代硫酸钠 2g，也可用 10% 硫代硫酸钠溶液洗胃，并留置 100mL 在胃中，使与胃肠道的氢氰酸结合成无毒的硫氰酸化合物，亦可 15min 口服 1 匙硫酸亚铁液。

（2）联合使用亚硝酸钠和硫代硫酸钠：

具体用法：迅速取亚硝酸异戊酯 1~2 支，折断，让病人从口鼻吸入，时间约 15~30s，2min 后再照前法吸入 1 次，如此可根据情况重复数次，但总量不可超过 5~6 支。

尽快用 3% 亚硝酸钠溶液 10~20mL，静脉缓注（每分钟约 2~3mL），一旦发现血压下降，应立即停药，必要时用升压药（不可用肾上腺素）及输氧、输血。

亚硝酸钠注射完后，随即用同一针管注入 50% 硫代硫酸钠 25~50mL，必要时在半小时后重复注射半量或全量（小儿可按 0.25~0.5g/kg）。

（3）如无亚硝酸钠，可用亚甲蓝按 10mg/kg 剂量加入 5% 葡萄糖液 40mL 中静注，再接着注射硫代硫酸钠，但疗效不如亚硝酸钠。

（4）可用依地酸二钴按 5~15mg/kg，加入 50% 的葡萄糖注射液内静注，必要时可重复应用 8~10 次，本品与氰基结合力大于细胞色素氧化酶与氰基结合力，0.8g 依地酸二钴可结合 0.1g 氰离子。

（5）葡萄糖的醛基能与氰离子结合成无毒的腈类，静脉注射高渗葡萄糖液，并可促进毒物排泄，防治脑水肿和肺水肿。

（6）对症治疗

必要时给呼吸兴奋剂、强心剂、镇静剂及升压药物等，重症病人给细胞色素 C，根据循环、呼吸情况给予其他处理，如吸氧、人工呼吸等。

（7）中药治疗

① 杏树根 60~90g，煎汤内服，每 4h 1 次。

② 生萝卜或白菜 1~1.5kg，捣烂取汁，加红糖或白糖适量，调匀频服。

③ 蕹菜根 0.5kg 捣烂，开水冲服。

④ 桂枝，乌药，赤芍各 9g，红花、桃仁各 15g，朱砂 1.5g（冲服），水煎，早晚分服。

⑤ 甘草，黑大枣各 120g，水煎服。

⑥ 绿豆 60g，水煎，加砂糖内服。

（十三）罂粟壳

1. 不良反应

罂粟壳中含有的主要成分是吗啡、可待因、罂粟碱等，罂粟壳中毒与其所含的主要成分吗啡有关。其临床表现为昏睡或昏迷，抽搐，呼吸浅表而不规则，恶心、呕吐、腹泻，面色苍白，发绀、瞳孔极度缩小呈针尖样，血压下降等。目前文献报道的病例报告中，罂粟碱中毒均体现在婴幼儿中，可能因为婴儿中枢神经系统、肝、肾、酶系统等发育未成熟，对中药较敏感，易引起中毒。

2. 可能机制

吗啡对大脑皮质感觉区、延髓呼吸及咳嗽中枢均有抑制作用，严重者可因呼吸抑制而死亡。少数合并抽搐，抽搐可能与呼吸抑制引起脑细胞缺氧、水肿有关。

3. 中毒解救

（1）先用碘酒 20~30 滴，温开水送服，再用 1∶5000 高锰酸钾或 5% 碳酸氢钠洗胃，内服硫酸钠导泻，口服牛奶、蛋清，保护胃黏膜。

（2）静脉注射 50% 葡萄糖注射液，促进解毒或滴入 10% 葡萄糖注射液促进排泄，防止脱水，静滴甘露醇，降低颅内压。

（3）保持呼吸道通畅，用呼吸兴奋剂，如山梗菜碱、间羟胺、苯丙胺等。呼吸衰竭时，给予含二氧化碳的氧气，必要时进行人工呼吸，保暖，给浓茶或咖啡，勿使病人入睡。

（4）可用烯丙吗啡对抗毒性，不可用士的宁，以免和吗啡作用相加而导致惊厥。必要时导尿，其他对症治疗。

（5）中药治疗

① 甘草 30g，防风 15g，水煎，分 2 次服。

② 半边莲 9g，万年青 6g，水煎，早晚各服 1 次。

③ 人参 9g（先煎），五味子 6g，麦冬 12g，水煎服，或肌注、静注生脉针，用于心力衰竭、低血压、呼吸麻痹、心源性休克。

二、中成药不良反应

（一）壮骨关节丸

1. 不良反应

皮疹、瘙痒，恶心、呕吐、腹痛、腹泻、胃痛，血压升高，肝损害。在不良反应的报告中，胆汁淤积型肝炎例数有一定比例。

2. 典型病例

一女性患者，47 岁，因类风湿性关节炎，服用壮骨关节丸，每日服两次，每次 6g，服药 30d 后，出现乏力、尿黄如浓茶色，皮肤黄染，伴明显皮肤瘙痒，大便呈灰白色。入院治疗，化验检查：ALT = 339U/L、AST = 126U/L、ALP = 317U/L、CCT = 23IU/L、TBIL = 169umol/L、DBIL = 103umol/L，PTA = 80%，甲、乙、丙、丁、戊型肝炎病毒学标志均呈阴性。肝穿病理检查提示胆汁淤积型肝炎。

3. 用药指导

建议患者应严格遵医嘱用药，避免大剂量、长期连续用药；一旦出现纳差、尿黄、皮肤黄染等症状应及时停药就医。

肝功能不良或特异体质者慎用，定期检查肝功能。

30d 为一疗程，长期服用者每疗程之间间隔 10~20d。

（二）龙胆泻肝丸

1. 不良反应

龙胆泻肝丸的不良反应为肾损害。

2. 典型病例

女性患者，48 岁，因卵巢囊肿间断服用龙胆泻肝丸每日 3 次，每次 6g，共服约 20 盒后出现双睑浮肿，双下肢凹陷性水肿，自觉乏力，夜尿增多，继之出现蛋白尿。入院检查：血压 200/100mmHg；尿蛋白 75mg/dL，尿糖

100mg/dL； Cr392.60μmol/L， BUN18.20mmol/L， HCO_3^-18.60mmol/L，24hCCr24mL/min；尿浓缩功能：6AM = 1.018、8AM = 1.016、10AM = 1.016。B超显示：双肾体积偏小，弥漫性病变。临床诊断为肾小管间质性肾病。

3. 用药指导

（1）龙胆泻肝丸的临床应用应在医师指导下严格按照适应证使用，避免大剂量、长疗程服用。

（2）肾功能不好者、老年人、儿童、孕妇等人群使用应谨慎，治疗期间应注意肾功能监测。

（三）克银丸

1. 不良反应

克银丸的不良反应为有肝损害、剥脱性皮炎。

2. 典型病例

患者，男性，57 岁，因恶心、乏力、腹胀 10 余日伴皮肤、巩膜黄染入院。患者 1 月前因银屑病服用克银丸，每次 100 粒（10g），每日 3 次。服药 10 余日后自觉恶心、乏力、腹胀、纳差，继之出现皮肤及巩膜黄染，皮肤瘙痒，尿色变深，粪便颜色变浅。体检：T：36.4℃，R = 20 次/分，P = 78 次/分，BP = 110/70mmHg。皮肤黏膜黄染，巩膜黄染。实验室检查：谷丙转氨酶 1084U/L，谷草转氨酶 428U/L，Υ-谷氨酰转肽酶 157U/L，碱性磷酸酶 256U/L，乳酸脱氢酶 157U/L，乙肝表面抗原（−），抗甲肝病毒 IgM 抗体（−），抗丙肝病毒抗体（−），尿胆红素（+），尿胆原（++），总胆红素 73.0umol/L，1 分钟胆红素 18.1umol/L。

3. 用药指导

（1）患者必须在医生指导下使用，严格控制剂量和疗程，避免超量、长期使用。

（2）在治疗过程中注意肝功能监测。

（3）儿童、老年人、孕妇及哺乳期妇女慎用；有克银丸过敏史、肝功能不全患者禁用；对其他药物过敏者慎用。

（四）白蚀丸

1. 不良反应

白蚀丸的不良反应为肝损害。

2. 典型病例

患者，男，24 岁，因患白癜风在医生指导下服用白蚀丸 25g，1 日 3 次，

20余天后出现纳差，厌油腻。肝功能检查：TB = 48.90μmol/L，DB = 33.20μmoI/L，ALT1410.00IU/L，AST38.20IU/L，AKP232.00IU/L，Y‑GT = 183.00IU/L。结合病史诊断为药物性肝炎。

3. 用药指导

（1）患者必须在医师指导下使用，严格掌握适应证和禁忌证。

（2）使用过程中，严格控制剂量和疗程，避免超剂量、长期服用；同时，在治疗过程中注意肝功能监测。

（3）儿童、老年人及哺乳期妇女慎用；孕妇、肝功能不全患者禁用。

（五）痔血胶囊

1. 不良反应

痔血胶囊的不良反应为肝损害为主，另有腹痛、皮疹、过敏样反应、头晕、头痛。

2. 典型病例

男性患者，38岁，口服痔血胶囊14d出现乏力、纳差、尿黄如浓茶色，发病过程中无发热、腹痛、腹泻、反酸、腰痛等症状。查体见双侧巩膜中度黄染。肝功能检查示谷氨酸氨基转移酶（ALT）3132U/L，门冬氨酸氨基转移酶（AST）831.1U/L，总胆红素（TBIL）104.7μmol/L，直接胆红素（DBIL）69.7μmol/L；病毒学检查显示甲肝、乙肝、丙肝、戊肝抗体阴性；血常规显示嗜酸性粒细胞百分比16.8%，计数1.71。

3. 用药指导

（1）患者应严格遵医嘱用药，避免大剂量、长期连续用药；一旦出现纳差、尿黄、皮肤黄染等症状应及时停药就医。

（2）用药过程中密切监测肝功能，肝功能异常或特异体质者慎用。

（3）服药期间勿食辣椒等刺激性食物。

（六）鼻炎宁

1. 不良反应

鼻炎宁的不良反应为过敏性休克、全身过敏反应、皮疹。

2. 典型病例

一男性患者，20岁，因慢性鼻炎口服鼻炎宁颗粒12g，用药10min后，出现全身皮肤瘙痒、四肢抽搐、送医院急救，30min后出现咽喉部阻塞感、四肢麻木、头晕，继而出现寒战、心悸、胸闷、呼吸困难、意识不清，并伴有恶心呕吐。既往体健，无药物及食物过敏史。查体：T = 36.8℃，P = 116

次/min，R=29 次/min，BP=66/37mmHg，神志恍惚，面色苍白，唇甲发绀，额头冷汗出，诊断为过敏性休克。

3. 用药指导

首次用药及用药后 30min 内加强用药监护，出现面色潮红、皮肤瘙痒等早期症状应引起重视并密切观察，必要时及时停药并对症治疗。

(七) 雷公藤制剂

1. 不良反应

雷公藤制剂的不良反应为药物性肝炎、肾功能不全、粒细胞减少、白细胞减少、血小板减少、闭经、精子数量减少、心律失常等；严重者有药物性肝炎、肝肾功能异常、肾功能衰竭、胃出血、白细胞减少、血小板减少、闭经等。

2. 典型病例

一男性患者，52 岁，因类风湿性关节炎，口服雷公藤片 3 次/d，每次 2 片，用药 35d 后，患者出现小便色黄，皮肤瘙痒，全身皮肤进行性黄染，遂入院治疗。实验室检查：尿常规：尿胆原(+)、胆红素(+++)；肝功能：谷草转氨酶 581U/L，谷丙转氨酶 353U/L，谷氨酰转肽酶 942U/L、总胆红素 267.3μmol/L，直接胆红素 161μmol/L，间接胆红素 106.3μmol/L，甲、乙、丙、丁、戊型肝炎病毒学标志均呈阴性。肝穿病理检查提示胆汁淤积型肝炎。

3. 用药指导

(1) 患者服用该类药物时，必须在医师的指导下使用，用药初期从最小剂量开始。

(2) 严格控制用药剂量和疗程，一般连续用药不宜超过三个月。

(3) 用药期间应定期随诊并注意检查血、尿常规，加强心电图和肝肾功能监测。

(4) 儿童、育龄期有孕育要求者、孕妇和哺乳期妇女禁用；心、肝、肾功能不全者禁用；严重贫血、白细胞和血小板降低者禁用；胃、十二指肠溃疡活动期及严重心律失常者禁用。老年有严重心血管病者慎用。

(八) 维C银翘片

1. 不良反应

维C银翘片的不良反应为皮肤及附属器损害，表现为全身发疹型皮疹伴瘙痒、严重荨麻疹、重症多形红斑型药疹、大疱性表皮松解症；消化系统损害，表现为肝功能异常；全身性损害，表现为过敏性休克、过敏样反应、昏厥；泌尿系统损害，表现为间质性肾炎；血液系统损害，表现为白细胞减少、溶血性贫血。

2. 典型病例

患者，女性，33 岁，因发热，咽喉痛口服该药，3 次/d，每次 3 片，服药 3d 后，体温未降反而上升至 39℃，伴厌食、上腹部不适。前往医院就诊，实验室检查报告显示：谷丙转氨酶 364U/L，谷草转氨酶 265U/L，γ-谷氨酰转肽酶 189U/L，碱性磷酸酶 259U/L，总胆汁酸 58.8μmol/L，乳酸脱氢酶 407U/L，甲肝抗体、丙肝抗体、戊肝抗体均阴性。

3. 用药指导

（1）提示维 C 银翘片为中西药复方制剂，本品含马来酸氯苯那敏、对乙酰氨基酚、维生素 C。对本品所含成分过敏者禁用，过敏体质者慎用。

（2）服用本品期间不得饮酒或含有酒精的饮料，不得同时服用与本品成分相似的其他抗感冒药。

（3）肝、肾功能受损者慎用。

（4）建议严格按说明书用药，避免超剂量、长期连续用药。

（九）珍菊降压片

1. 不良反应

消化系统表现为肝功能异常、黄疸、胰腺炎等；精神神经系统表现为头晕、视物模糊、运动障碍、麻木；皮肤及附件损害表现为剥脱性皮炎、全身水疱疹伴瘙痒等；代谢和营养障碍表现为低钾血症、低氯血症、低钠血症；有肾功能异常、心前区疼痛、心律失常、白细胞减少等个例报告。

2. 典型病例

患者，女，49 岁，有高血压病史，每日一片服用珍菊降压片 2 年余。患者无明显诱因下出现四肢乏力伴胸闷，症状呈进行性加重，继发出现双上肢抽搐，双手僵硬呈爪型。急诊检查血压 146/92mmHg，血钾 2.9mmol/L，予以积极补钾治疗，症状明显好转。数日后再次出现四肢乏力、胸闷、肢体麻木症状，复查血钾 3.2mmol/L，以低钾血症收治入院。

3. 用药指导

（1）注意用药剂量：与含有盐酸可乐定、氢氯噻嗪和芦丁成分的药品联合使用时，应分别计算各药品中相同组分的用量，以避免药物过量。

（2）防止撤药反应：停用本品时应在 2~4d 缓慢减量，以避免本品组分盐酸可乐定的撤药反应；如果已与 β 受体阻滞剂合用，应先停用 β 受体阻滞剂，再停用盐酸可乐定，避免与 β 受体阻滞剂序贯给药。

（十）复方青黛丸（胶丸、胶囊、片）

1. 不良反应

复方青黛丸（胶丸、胶囊、片）的不良反应为腹泻、腹痛、肝炎、肝功能异常、头晕等；严重临床主要表现为药物性肝损害和肠胃出血。

2. 典型病例

一女性患者，35 岁，因银屑病口服复方青黛丸 6g/次，3 次/日，用药23d 后，患者出现乏力、恶心、腹胀、纳差，小便色黄如浓茶，立即停药并入院就诊。患者于两年前服用该药 20d 后亦出现上述类似症状，住院 29d 痊愈出院。本次入院体检：体温 37℃，巩膜、皮肤中度黄染，无肝掌及蜘蛛痣，心肺听诊未闻及异常，腹软，肝上界在右第 6 前肋间，肋缘下触及1.0cm，质软，无触痛，无腹水征。

实验室检查：血清谷丙转氨酶 666.4U/L，谷草转氨酶 633.5U/1，谷氨酰转肽酶 942U/L，血清碱性磷酸酶 208.8U/L，凝血酶原时间 14s，总胆红素98.21μmol/L，甲、乙、丙、丁、戊型肝炎病毒学标志均呈阴性；尿常规：尿胆原(+)，胆红素(++)。诊断为药物性肝炎。

3. 用药指导

（1）患者在医师指导下严格按照说明书用法用量用药，用药期间注意监测肝生化指标、血象及患者临床表现，若出现肝脏生化指标异常、便血及腹泻等，应立即停药，及时就医。

（2）孕妇和对本品过敏者禁用，肝脏生化指标异常、消化性溃疡、白细胞低者禁用。

三、中药注射剂的不良反应

（一）清开灵注射液

1. 不良反应

清开灵注射液的不良反应为以各种类型过敏反应为主，严重过敏反应包括过敏性休克、急性喉头水肿、过敏性哮喘，过敏性间质性肾炎。

2. 典型病例

女性患儿，10 岁，因发热、头痛、喉痒、咳嗽 3 天到儿科门诊治疗，经检查诊断为上呼吸道感染。给予清开灵 25mL 加 10% 葡萄糖注射液 250mL 静脉滴注。输入药液约 50mL 时，病人开始诉胸闷不适，继而呼吸急促、烦躁、惊叫，咯大量粉红色泡沫样痰，双肺可闻弥漫性湿性啰音，心律 40 次/min，口唇发绀，脉搏消失，血压未测及。诊断为过敏性休克。

3. 用药指导

（1）医护人员应充分了解清开灵注射剂的功能主治，严格掌握其适应证，权衡患者的治疗利弊，谨慎用药。（2）医护人员应在用药前仔细询问患者的过敏史。（3）清开灵注射剂应单独使用，禁忌与其他药品混合配伍。（4）医护人员应严格按照说明书规定的用法用量给药，不得超剂量、高浓度应用；对于老年人、儿童患者应谨慎使用；用药期间密切观察，发现异常应及时停用清开灵注射剂，并及时采取救治措施。

（二）双黄连注射液

1. 不良反应

双黄连注射液的不良反应为全身性损害主要表现为过敏性休克、过敏样反应、高热、寒战等，呼吸系统损害主要表现为呼吸困难、呼吸急促、喉水肿、支气管痉挛等；皮肤及其附件损害表现为发疹型药疹、血管神经性水肿、剥脱性皮炎、重症多形性红斑等；其他损害包括肝功能损害、血尿、肾功能损害、过敏性紫癜、血压下降、视觉异常、听觉异常、抽搐、惊厥、昏迷等。

2. 典型病例

患者，女，57 岁，因上呼吸道感染，给予 10% 葡萄糖注射液 250mL 加入注射用双黄连 3.6g 静脉滴注。约输入 150mL 时，患者出现耳后皮肤瘙痒，停止输液 5min 后，全身出现红色皮疹、呼吸困难、大汗、血压 75/50mmHg，经静脉推注地塞米松，皮下注射肾上腺素，3h 后症状逐渐消失。

3. 用药指导

（1）建议双黄连注射剂单独使用，禁忌与其他药品混合配伍。

（2）严格按说明书规定的用法用量给药，不得超剂量、高浓度应用。用药期间密切观察，发现异常应及时停用双黄连注射剂，并及时采取救治措施。

（三）参麦注射液

1. 不良反应

参麦注射液的不良反应为过敏反应如心慌、气短、胸闷、颜面潮红等；严重过敏性反应如过敏性休克、呼吸困难。

2. 典型病例

一女性患者，56 岁，中医诊断为气血亏虚型眩晕。入院后中药煎剂治疗1 个月后，病情好转，但是有口干，夜寐不安等症状，给予参麦注射液100mL 静脉滴注，用药 2min 后，患者突感四肢麻木、头昏、胸闷、出汗、心悸、全身不适，继而出现呼吸困难、濒死感、口唇及肢端发绀、四肢厥冷、面色苍白。

3. 用药指导

（1）临床上应严格按照本品适应证范围使用，使用时务必加强用药监护。

（2）对有药物过敏史或过敏体质的患者应避免使用。

（3）孕妇及老年人慎用。新生儿、婴幼儿禁用。

（4）本品含人参，不宜与含藜芦、五灵脂的药物同时使用。

（四）鱼腥草注射液

1. 不良反应

鱼腥草注射液的不良反应为以过敏反应为主，其中严重不良反应有过敏性休克呼吸困难。

2. 典型病例

一女性患者，15岁，因上呼吸道感染给予鱼腥草注射液100mL静脉滴注。静脉滴注约10min，患者出现烦躁不安、面色苍白、血压80/50mmHg。立即停药，经静脉推注地塞米松，10min后症状缓解，血压升至105/70mmHg。

3. 用药指导

（1）临床应用时务必加强用药监护，并严格按照本品适应证范围使用。

（2）对有药物过敏史或过敏体质的患者应避免使用，静脉输注时不应与其他药品混合使用，并避免快速输注。

（五）莲必治注射液

1. 不良反应

莲必治注射液的不良反应表现为急性肾功能损害、皮疹、头晕、胃肠道反、过敏样反应等。

2. 典型病例

患者，男性，29岁，因急性肠炎给予莲必治注射液0.6g，静脉滴注。滴注一次后，患者自觉双侧腰部酸痛。辅助检查提示，肾功能：尿素氮8.7mmol/L，血清肌酐424μmol/L；尿常规：尿蛋白（++）；24h尿量1600～2700mL；肾穿刺活检：肾小管间质炎。临床诊断为急性肾功能衰竭。

3. 用药指导

（1）临床医生严格掌握适应证，加强对用药患者肾功能的监测。

（2）避免与氨基糖苷类等有肾毒性药物联合使用。

（3）对于老年人儿童、孕妇、哺乳期妇女以及有肾脏疾患的患者应避免使用。

（4）患者用药后出现腰痛腰酸等症状，应立即到医院就诊，检查肾功能情况。

（六）穿琥宁注射液

1. 不良反应

穿琥宁注射液的不良反应为全身性损害主要表现为过敏性休克、过敏样反应、发热、寒战等，其中过敏性休克约占严重病例报告总数的43%；呼吸系统损害主要表现为呼吸困难、胸闷、气促等；皮肤黏膜损害表现为重症药疹等；其他损害包括血小板减少、紫癜、急性肾衰竭等。

2. 典型病例

患者，女，28岁，因上呼吸道感染静脉滴注穿琥宁注射液（剂量不详），约10min后，患者感到胸闷、憋气，继而出现口唇发绀，大汗淋漓，血压不能测到。立即停止输液，予以肾上腺素和多巴胺等抢救治疗，5h后，病人症状逐渐消失，血压恢复正常。

3. 用药指导

（1）临床应用时务必加强用药监护，并严格按照本品适应证范围使用。

（2）对有药物过敏史或过敏体质的患者应避免使用，静脉输注时不应写其他药品混合使用，并避免快速输注。

（3）鉴于目前儿童用药尚无足够的临床资料，建议医护人员应全面权衡用药利弊，严格掌握适用人群，慎用于儿童。

（七）炎琥宁注射剂

1. 不良反应

炎琥宁注射剂的不良反应为全身性损害主要表现为过敏性休克、过敏样反应、高热、乏力等；呼吸系统损害主要表现为呼吸困难、窒息、呼吸衰竭等；皮肤及其附件损害表现为剥脱性皮炎、重症药疹等；其他损害包括低血压、四肢麻痹、昏迷、药物性肝炎等。

2. 典型病例

患者，女，28岁，因上呼吸道感染先后给予克林霉素磷酸酯0.9g，注射用炎琥宁0.2g静脉滴注。注射用炎琥宁滴注约10min，患者出现面色灰白，大汗淋漓，随即牙关紧闭，神志不清。查体：体温36℃，心率100次/min，呼吸28次/min，血压60/40mmHg，神志不清，双肺呼吸音粗，心音弱。立即停药，吸氧，予以地塞米松 20mg 静滴，肌内注射肾上腺素 0.5mg，症状逐渐缓解，1h 后患者面色红润，呼吸顺畅。

3. 用药指导

（1）医护人员应充分了解炎琥宁注射剂用药风险，严格掌握其适应证，权衡患者（尤其是儿童患者）的治疗利弊，应谨慎用药。

（2）医护人员应严格按照说明书规定的用法用量给药，不得超剂量应用，尤其是儿童患者；用药期间密切观察，发现异常应及时停用炎琥宁注射剂，并及时采取救治措施。

（3）医护人员应在用药前仔细询问患者的过敏史，对使用炎琥宁注射剂曾发生过过敏反应的患者应禁止使用，其他过敏体质患者（对其他药品或物质产生过敏反应的患者）应谨慎用药，如需用药，应在用药过程中对患者进行密切监测。

（八）生脉注射液

1. 不良反应

生脉注射液的不良反应全身主要表现为发热、寒战、过敏性休克、过敏样反应等；呼吸系统主要表现为呼吸困难、胸闷、憋气、喉水肿等；心血管系统主要表现为心悸、发绀、心律失常、高血压等；皮肤及其附件损害主要表现为皮疹、剥脱性皮炎等。

2. 典型病例

患者，女，因乏力待查就诊，给予生脉注射液 40mL 加入 5% 葡萄糖注射液（250mL）内静脉滴注，当滴注约 5min 时患者面部出现红斑样皮疹，并感瘙痒，随即神志不清，面色苍白。查体：血压 80/46mmHg，心率 56 次/min，呼吸 38 次/min。立即停用生脉注射液，给予抗休克治疗，40min 后血压升至 115/72mmHg。

3. 用药指导

（1）临床应用时务必加强用药监护，并严格按照本品适应证范围使用。

（2）对有药物过敏史或过敏体质的患者应避免使用，静脉输注时不应与其他药品混合使用，并避免快速输注。

（九）香丹注射液

1. 不良反应

香丹注射液的不良反应全身性损害主要表现为过敏样反应、过敏性休克、发绀、发热、寒战、晕厥等；呼吸系统损害主要表现为呼吸困难、咳嗽、喉水肿等；心血管系统损害主要表现为心悸等；中枢及外周神经系统损害主要表现为头晕、头痛等；皮肤及其附件损害主要表现为皮疹、瘙痒等；胃肠系统损害主要表现为恶心、呕吐等。

2. 典型病例

患者，女，76岁，因冠心病至村卫生所就诊，查血压130/80mmHg。给予香丹注射液20mL加入5%葡萄糖注射液250mL静脉滴注。约滴注30mL时，患者出现皮肤瘙痒，面色苍白，出冷汗，胸闷，气促，查血压60/40mmHg，呼吸60次/min。立即停药，皮下注射0.4mg肾上腺素，肌内注射10mg氯苯那敏，10mg地塞米松。20min后，血压回升，症状好转。

3. 用药指导

（1）临床应用时务必加强用药监护、并严格按照本品适应范围使用。

（2）特别是首次用药开始30min；发现异常，立即停药，采取积极措施救治患者。

（十）脉络宁注射液

1. 不良反应

脉络宁注射液的不良反应呼吸系统损害表现为呼吸困难、憋气、喉水肿等；全身性损害表现为过敏样反应、寒战、发热、过敏性休克等；心血管系统损害表现为胸闷、发绀、低血压、高血压等。

2. 典型病例

患者，男性，67岁，因右侧肢体麻木不利诊断为脑血栓早期，查体：T=36.2℃，HR=72次/min，BP=160/100mmHg。给予脉络宁注射液20mL静滴，输液至100mL时，患者感全身发冷，血压下降至80/45mmHg，脉搏100次/min。立即停药，给予抗休克治疗，30min后患者上述症状缓解，2h后血压升至120/60mmHg。

3. 用药指导

（1）临床应用时务必加强用药监护，特别是老年患者，并严格按照本品适应证范围使用。

（2）对有药物过敏史或过敏体质的患者应避免使用，静脉输注时不应与其他药品混合使用，并避免快速输注。

（十一）喜炎平注射液

1. 不良反应

喜炎平注射液的不良反应全身性损害表现为过敏样反应、过敏性休克等；

呼吸系统损害表现为呼吸困难等；皮肤及其附件损害表现为全身皮疹等；心血管系统表现为发绀等。

2. 典型病例

患者，女，21岁，因上呼吸道感染，静脉滴注喜炎平注射液150mg和5%葡萄糖注射液（250mL）。输入至2/3时，患者出现寒战、发热、心悸、严重呼吸困难，随即停止该液，马上给予地塞米松加入到5%葡萄糖注射液（250mL），同时肌内注射苯海拉明20mg，氧气吸入。30min后患者症状好转。

3. 用药指导

（1）用药前详细询问患者的过敏史，对穿心莲类药物过敏者及孕妇禁用，过敏体质者慎用，老人、儿童、肝肾功能异常患者等特殊人群和初次使用中药注射剂的患者应慎重使用，加强监测。

（2）喜炎平注射液严禁与其他药物混合配伍，谨慎联合用药，如确需联合使用其他药品时，应谨慎考虑与本品的间隔时间以及药物相互作用等问题。

（3）医护人员应严格按照说明书规定的用法用量给药，不得超剂量使用。加强用药监护，用药过程缓慢滴注，特别是开始30min内要密切观察用药反应，发现异常立即停药并采用积极救治措施。

（十二）红花注射液

1. 不良反应

红花注射液的不良反应表现为呼吸困难、胸闷、过敏样反应、过敏性休克、寒战、发热、心悸等。

2. 典型病例

患者，男，53岁，因高血压病2级伴冠心病给予5%葡萄糖注射液250mL红花注射液20mL，静滴8~10min后，病人诉手臂发红，心慌难受，立即更换输液为葡萄糖注射液，此时病人面色苍白，出现休克。立即取中凹位，给予肾上腺素注射液0.5mg，地塞米松注射液5mg，给予吸氧，测脉搏微弱，血压测不清。继续给予肾上腺素注射液0.5mg，地塞米松注射液5mg，10min后症状缓解，1h后患者恢复正常。

3. 用药指导

（1）用药前详细询问患者用药史、过敏史等情况。

（2）对本品或含红花的制剂有过敏或严重不良反应病史者禁用，凝血功能不正常及有眼底出血的糖尿病患者禁用，孕妇、哺乳期妇女及儿童禁用。

（3）过敏体质者慎用，老人、肝肾功能异常患者等特殊人群和初次使用中药注射剂的患者慎用，此类人群使用本品应加强监测。

（4）长期使用者应在每疗程间留有间隔时间。

（5）医护人员应严格按照说明书规定的用法用量给药，不得超剂量使用。加强用药监护，用药过程缓慢滴注，特别是开始 30min 内要密切观察用药反应，发现异常立即停药并采用积极救治措施。

第六节　中药不良反应监测与报告

一、药品不良反应监测方法

（一）自愿呈报系统

又称为自愿呈报制度，是一种自愿而有组织的报告系统，国家或地区设有专门的药物不良反应登记处，成立有关药物不良反应的专门委员会或监测中心，委员会或监测中心通过监测报告单位把大量分散的不良反应病例收集起来，经加工、整理、因果关系评定后储存，并将不良反应及时反馈给监测报告单位，从而及早提出警告，以保障用药安全。目前，世界卫生组织国际药物监测合作中心的成员国大多采用这种方法

优点是监测覆盖面大，监测范围广，时间长，简单易行。

（二）集中监测系统

集中监测系统，即在一定时间、一定范围内根据研究的目的不同分为病源性和药源性监测。

（三）重点医院监测

指定有条件的医院报告不良反应和对药品不良反应进行系统监测研究。这种方法覆盖面虽然较小，但针对性强，准确性高。即以医院为单位，由医师、护士、药师共同合作，其又可分为一般性全面监测与重点监测。

1. 一般性全面监测

即在一定时间内对所有住院病人进行不良反应的全面监测，可以得到各种药物的不良反应情况及其发生率。

2. 重点监测

即在一定时间内对所有住院病人使用某种药物所可能发生的不良反应进行统计，以查清某种药物的不良反应是否存在或其发生率。

（四）重点药物监测

主要是对新药和进口药品进行上市后的监测，以便及时发现一些未知或

非预期的不良反应，并作为这类药品的早期预警系统。

（五）记录联结

记录联结，即指通过独特方式把各种信息联结起来，以发现与药物有关的事件。记录联结的优点是能监测大量的人群，有可能发现不常用药物的不常见不良反应。可以计算不良反应发生率，能避免回忆和访视时的主观偏差，能发现延迟性不良反应。

（六）记录应用

记录应用，即指在一定范围内通过记录使用研究药物的每个病人的全部有关资料，以提供没有偏性的抽样人群，从而了解药物不良反应在不同人群中的发生情况，记录应用规模可大可小。范围越大，则越易发现问题。

二、药品不良反应监测报告监管系统

（一）国家药品不良反应监测中心

主要任务是承担全国药品不良反应报告资料的收集、评价、反馈和上报工作；对省、自治区、直辖市药品不良反应监测中心进行技术指导；承办国家药品不良反应信息资料库和监测网络的建设及维护工作；组织药品不良反应宣传、教育、培训和药品不良反应信息刊物的编辑、出版工作；参与药品不良反应监测的国际交流；组织药品不良反应监测方法的研究等。

（二）省、自治区、直辖市药品不良反应监测中心

在药品监督管理局的领导下承办本行政区域内药品不良反应报告资料的收集、核实、评份、反馈、上报及其他有关工作。

三、药品不良反应的监测报告范围

包括了可疑药物相互作用等许多内容，亦即广义的药物不良反应。
我国药品不良反应的监测报告范围如下。

（一）新药监测期内的药品

应报告该药品发生的所有不良反应；新药监测期已满的药品应报告该药品引起的新的和严重的不良反应。

（二）进口药品

自首次获准进口之日起 5 年内，报告该进口药品发生的所有不良反应；

满5年的报告该进口药品发生的新的和严重的不良反应。

中药不良反应监测除对上市药品不良反应监测外，还应对因用中药材引起的人体损害进行监测。由于目前我国尚未对中药饮片施行批准文号制度，所以不良反应监测的难度较大，问题较复杂，但已知中药材的药效及毒性受品种、产地、种植条件及农药残留等因素的影响较大，因此要密切注意引起不良反应的药材品种、产地等。

四、药品不良反应的报告程序

药品不良反应监测报告实行逐级、定期报告制度。必要时可以越级报告。如图6-1所示。

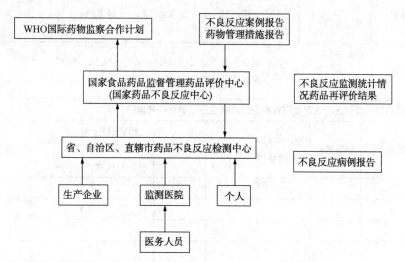

图6-1 药品不良反应监测报告逐级报告示意图

个人发现药品引起的新的或严重的不良反应，可直接向所在省、自治区、直辖市药品不良反应监测中心或（食品）药品监督管理局报告。

我国《药品不良反应报告和监测管理办法》中要求对新的或严重的药品不良反应病例需用有效方式快速报告，必要时可以越级报告，最迟不超过15个工作日。

一般是由医师或临床药师填写报告表，对疑难病例则需由医院药物不良反应监测组分析评定，继而将全部结果上报辖区的不良反应监测中心，再由辖区监测中心将收集到的不良反应报告，上报国家药品不良反应监测中心，最后由该中心将有关报告再上报至世界卫生组织的国际药物监测合作中心。

世界卫生组织国际药物监测合作中心，要求各成员国每三个月以报告卡

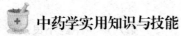

或磁盘方式向中心报告所收集到的不良反应。

五、药品不良反应/时间报告表

医务人员在报告可疑的不良反应时，必须使用国家食品药品监督管理总局统一印制的《药品不良反应/事件报告表》，并逐项认真填写，如表6-1所示。

表6-1　药品不良反应/事件报告表

首次报告□跟踪报告□	编码：					
报告类型：新的□严重□一般□	报告单位类别：医疗机构□　生产企业口个人□　其他□					

患者姓名：	性别： 男□女□	出生日期： 　年　月　日 或 年龄：	民族：	体重(kg)：	联系方式：

原患疾病：	医院名称： 　病　历　号/门 诊号：	既往药品不良反应/事件：有□　无□　不详□ 家族药品不良反应/事件：有□　无□　不详□

相关重要信息：吸烟史□饮酒史□妊娠期□肝病史□过敏史□其他□

药品	批准文号	商品名称	通用名称 （含剂型）	生产厂家	生产批号	用法用量 （次剂量、途径、日次数）	用药起止时间	用药原因
怀疑 药品								
并用 药品								

不良反应/事件名称：	不良反应/事件发生事件：　年　月　日

不良反应/事件过程描述(包括症状、体征、临床检验等)及处理情况(可附页)：

不良反应/事件的结果：痊愈□　好转□　未好转□　不详□　有后遗症□　表现：
死亡□直接死因：死亡时间：　年　月　日

停药或减量后，反应/事件是否消失或减轻？是□　否□不明□　未停药或未减量□
再次使用可疑药品后是否再次出现同样反应/事件？是□否□不明□未再使用□

对原患疾病的影响：不明显□病程延长□病情加重□　导致后遗症□　导致死亡□

关联性评价	报告人评价： 肯定□很可能 报告单位评价： 肯定□很可能	可能□可能无关□待评价□无法评价□签名： 可能□可能无关□待评价□无法评价□签名：

续表

报告人信息	联系电话：		职业：医生□ 药师□ 护士□ 其他□		
	电子邮箱：		签名：		
报告单位信息	单位名称：	联系人：		电话：	报告日期：　年 月　日
生产企业请填写信息来源	医疗机构□　经营企业□ 个人□　文献报道□　上市后研究□　其他□				
备注					

（一）评价原则

（1）用药的时间和可疑不良反应出现的时间有无合理的先后关系。要有用药在前、不良反应在后的关系。

（2）可疑不良反应是否符合该药品已知的不良反应类型。

（3）停药或降低剂量后，可疑不良反应是否减轻或消失。

（4）再次使用可疑药品后是否再次出现同样反应。

（5）所怀疑的不良反应是否可以用患者的并用药的作用、患者病情的进展、其他治疗的影响来解释。

（二）注意事项

（1）药品不良反应报告表是药品安全性监测工作的重要档案资料，需长期保存，务必用钢笔书写（用蓝或黑色墨水），填写内容、签署意见（包括有关人员的签名）的字迹要清楚，不得用报告表中未规定的符号、代号、不通用的缩写和草体签名等。表格中的内容必须填写齐全和确切，不得缺项。

（2）不良反应事件过程描述。

（3）怀疑引起不良反应的药品。

（4）用药起止时间。

（5）用药原因。

（6）并用药品。

（7）不良反应结果。

（8）关联性评价。

（9）严重的、特别是致死的不良反应应以最快通讯方式（电话、传真、特快专递、E-mail）将情况报告国家药品不良反应监测中心。

章节习题

一、单项选择题

1. 某患者近日服用药物后出现舌、四肢及全身麻木，并伴有肠鸣音亢进，判断该患者可能服用了哪种药物（　　）。

　A. 金匮肾气丸　　　　　B. 牛黄解毒丸　　　　　C. 疏风定痛丸

　D. 六神丸　　　　　　　E. 昆明山海棠片

2. 因机体吸收后迅速弥散到各个器官和组织，并可通过血脑屏障进入脑组织，从而产生各种中毒症状的有毒成分（　　）。

　A. 强心苷配糖体　　　　B. 二硫化二砷　　　　　C. 汞

　D. 二萜环氧化合物　　　E. 士的宁

3. 直接作用于肝脏，损害肝细胞而发生黄疸的药是（　　）。

　A. 昆明山海棠片　　　　B. 雷公藤片　　　　　　C. 黄药子

　D. 月白珍珠散　　　　　E. 附子理中丸

4. 首先兴奋中枢神经系统，引起脊髓强直性痉挛，继而兴奋呼吸中枢及血管运动中枢的毒性成分（　　）。

　A. 砷盐　　　　　　　　B. 蟾酥毒素　　　　　　C. 乌头碱

　D. 番木鳖碱　　　　　　E. 汞

5. 乌头碱中毒主要是针对（　　）。

　A. 循环系统　　　　　　B. 消化系统　　　　　　C. 皮肤和黏膜

　D. 神经系统　　　　　　E. 泌尿系统

6. 马钱子类中药一次服用即可致死的剂量为（　　）。

　A. 0. 2mg　　　　　　　B. 0. 5～1. 0mg　　　　　C. 2～4mg

　D. 5～10mg　　　　　　E. 30mg

7. 乌头类药物致死量为（　　）。

　A. 0. 2mg　　　　　　　B. 0. 5～1. 0mg　　　　　C. 2～4mg

　D. 5～10mg　　　　　　E. 30mg

8. 乌头类药物一般中毒量为（　　）。

　A. 0. 2mg　　　　　　　B. 0. 5～1. 0mg　　　　　C. 2～4mg

　D. 5～10mg　　　　　　E. 30mg

9. 中毒机理为对神经系统尤其是迷走神经先兴奋后抑制，并可直接作用于心脏的药是（　　）。

　A. 乌头类　　　　　　　B. 马钱子类　　　　　　C. 蟾酥类

　D. 雄黄类　　　　　　　E. 黄药子

10. 苍耳子生品有小毒，入药时应（　　）。

　A. 炒黄　　　　　　　　B. 炒焦　　　　　　　　C. 蒲黄煨

　D. 盐炙　　　　　　　　E. 酒炙

11. 肉桂过量时可发生( )。
    A. 心率加快　　　　　B. 血压升高　　　　　C. 心律失常
    D. 血尿　　　　　　　E. 肝功能损害

12. 填写《药品不良反应/事件报告表》时需用( )。
    A. 铅笔书写　　　　　　　　　　　　B. 红水钢笔书写
    C. 蓝或黑色墨水钢笔书写　　　　　　D. 圆珠笔书写
    E. 毛笔书写

13. 我国对药物不良反应因果关系评价原则有( )。
    A. 3 条　　　　　　　B. 4 条　　　　　　　C. 5 条
    D. 6 条　　　　　　　E. 7 条

14. 对于严重的药品不良反应，报告最迟不超过( )。
    A. 5 个工作日　　　　B. 10 个工作日　　　　C. 11 个工作日
    D. 13 个工作　　　　 E. 15 个工作日

15. 我国在进行不良反应因果关系评价时，分为( )。
    A. 三级　　　　　　　B. 四级　　　　　　　C. 五级
    D. 六级　　　　　　　E. 七级

16. 组织关于药品不良反应的教育培训工作的部门是( )。
    A. 省、自治区、直辖市药品不良反应监测中心
    B. 国家药品不良反应监测中心
    C. 各市属药品不良反应监测中心
    D. 世界卫生组织国际药物监测合作中心
    E. 药品生产经营企业和医疗预防保健机构

17. 发现安定药与交通事故之间存在相关性，并证实其有嗜睡、精力不集中的不良反应采用的监测方法是( )。
    A. 自愿呈报系统　　　B. 重点医院监测　　　C. 记录应用
    D. 记录联结　　　　　E. 集中监测系统

18. 记录联结的优点是( )。
    A. 监测范围广，时间长，简单易行　　　B. 药物不良反应能得到早期警告
    C. 可能发现不常用药物的不常见不良反应　　D. 针对性强，准确性高
    E. 可建立药物的早期预警系统

19. 对新药进行上市后的监测，以便发现未知的不良反应属于何种监测方法( )。
    A. 自愿呈报系统　　　B. 重点医院监测　　　C. 记录联结
    D. 记录应用　　　　　E. 重点药物监测

20. 在药物不良反应检测中占有极其重要地位的监测方法是( )。
    A. 自愿呈报系统　　　B. 重点医院监测　　　C. 记录联结
    D. 记录应用　　　　　E. 集中监测系统

二、配伍选择题

1. 中药的毒性成分：

A. 强心配糖体　　　　　B. 番木鳖碱　　　　　C. 乌头碱

D. 砷盐　　　　　　　　E. 汞

(1) 木瓜丸中含有(　　)。

(2) 具有洋地黄样作用，大剂量应用可使心脏停止于收缩期(　　)。

(3) 可危害神经细胞，使中枢神经中毒，并直接影响毛细血管通透性的毒性成分是(　　)。

(4) 可以出现各种出血症状的毒性成分是(　　)。

(5) 中毒后表现为口中有金属味、流涎、口腔黏膜充血、牙龈肿胀成分是(　　)。

2. 中药的毒性成分：

A. 强心配糖体　　　　　B. 番木鳖碱　　　　　C. 乌头碱

D. 砷盐　　　　　　　　E. 汞

(1) 含雄黄的中成药中毒性成分是(　　)。

(2) 含马钱子的中成药中毒性成分是(　　)。

(3) 蟾酥中的主要毒性成分是(　　)。

(4) 天王补心丹中含有(　　)。

(5) 紫雪丹中含有(　　)。

3. 服药后毒性反应：

A. 消化系统的毒性反应　　　　　　　B. 神经系统的毒性反应

C. 心血管系统的毒性反应　　　　　　D. 造血系统的毒性反应

E. 泌尿系统的毒性反应

(1) 服用中药后出现呕血、便血及肝脏损害等表现属于(　　)。

(2) 服用中药后出现口唇麻术、眩晕、头痛、失眠等表现属于(　　)。

(3) 服用中药后出现氮质血症、酸中毒、电解质平衡失调等表现属于(　　)。

(4) 服用中药后出现心慌、胸闷、面色苍白、心率加快等表现属于(　　)。

参 考 文 献

［1］专家编写组．药学服务与咨询［M］．北京：科学技术出版社，2011．

［2］杨梓懿．中药调剂与养护［M］．北京：中国中医药出版社，2005．

［3］阮时宝．中成药学［M］．北京：人民卫生出版社，2012．

［4］王乃平．药理学［M］．上海：上海科学技术出版社，2006．

［5］阮时宝．中药炮制学［M］．上海：上海科学技术出版社，2008．